手足口病科学防控100问

宋春兰　成怡冰　李　鹏　主编

河南科学技术出版社
·郑州·

图书在版编目（CIP）数据

手足口病科学防控 100 问 / 宋春兰，成怡冰，李鹏主编．—郑州：河南科学技术出版社，2021.10
ISBN 978-7-5725-0320-7

Ⅰ．①手…　Ⅱ．①宋…　②成…　③李…　Ⅲ．①手足口病－防治－问题解答　Ⅳ．①G512.5-44

中国版本图书馆 CIP 数据核字 (2021) 第 069084 号

出版发行：河南科学技术出版社
地址：郑州市郑东新区祥盛街 27 号　邮编：450016
电话：（0371）65788613　65788629
网址：www.hnstp.cn
责任编辑：邓　为
责任校对：曹雅坤
整体设计：张　伟
责任印制：张艳芳
印　　刷：河南博雅彩印有限公司
经　　销：全国新华书店
开　　本：890 mm × 1240mm　1/32　印张：3.5　字数：80 千字
版　　次：2021 年 10 月第 1 版　2021 年 10 月第 1 次印刷
定　　价：20.00 元

本书编写人员名单

主编

宋春兰　成怡冰　李　鹏

（河南省儿童医院郑州儿童医院）

副主编

李长青（新郑市人民医院）

王晓莉（许昌儿童医院）

王道斌（柘城县人民医院）

许素玲（商丘市第三人民医院）

编委

马占敏（郑州市妇幼保健院）

庄探月（郑州人民医院）

王　敏（郑州市金水区总医院）

高燕枫（荥阳市妇幼保健院）

周利红（巩义市妇幼保健院）

薛　颖（虞城县人民医院）

崔君浩　单照茜　王杨记　郭燕军　郭彩丽

陈　梅　景　钰　陈　娜　郭　娜

（河南省儿童医院郑州儿童医院）

插图　巴月恒（华北水利水电大学）

校对　李　峥（北京儿童医院）

主编简介

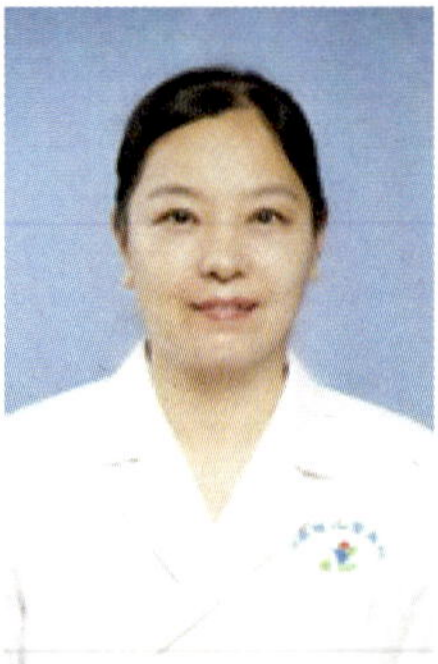

宋春兰 儿内科急重症专业，主任医师，河南省儿童医院重症监护室科主任，中原儿童医疗集团知名专家，河南省重症手足口病救治专家组成员，近十年致力于儿童重症手足口病及重症流感等突发性公共卫生事件及儿童急危重症的临床救治与研究工作。担任国际儿科高级生命支持学习班教员、美国心脏协会(AHA)BLS和PALS导师、中华医学会儿科分会急救学组神经重症与镇痛镇静协作组委员、中国医师协会儿童重症感染分会第二届专业委员会委员、中国医师协会儿童重症感染分会第三届专业委员会委员、中国医学救援协会儿科第二届公共安全专业委员会委员、中国医学救援协会儿科第三届公共安全专业委员会委员、河南省医院协会门急诊管理分会第三届委员会常务委员、河南省呼吸与危重症学会呼吸治疗分会第二届委员会委员、河南省生物医学工程体外生命支持专业委员会委员、郑州市医学会第九届传染病学专业委员会委员、郑州市医学会第四届医疗鉴定专家库成员、郑州市新冠疫苗接种不良反应专家库成员。

曾荣获“河南省儿童医院先进工作者”“河南省儿童医院医联体活动先进个人”“郑州市医德标兵”“郑州市行风政风评议先进个人”“郑州市医德楷模”“郑州市卫生健康系统先进个人”“郑州市卫生计生系统岗位标兵”等荣誉称号，带领团队荣获“河南省儿童医院十佳临床科室”“河南省儿童医院医德医风先进科室”“河南省儿童医院十佳科技创新科室”“河南省儿童医院病房管理星级科室”“河南省医院品质管理成果大赛一等奖”“郑州市三八红旗集体”等各项荣誉。

参与或主持国家科技重大专项、河南省及郑州市等9项科研项目，获奖6项。主持郑州市科技惠民计划项目——重症手足口病的早识及救治技术在基层医疗机构中的推广应用，发表学术论文50余篇，其中SCI论文3篇，北大中文核心25篇。

主编简介

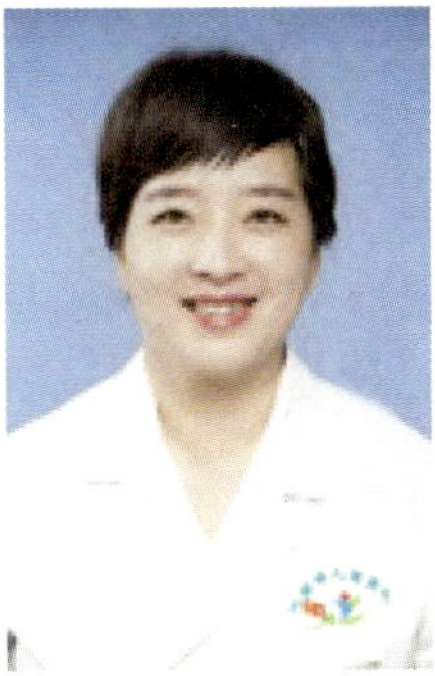

成怡冰 儿内科急救专业，主任医师，硕士研究生导师。现任河南省儿童医院执行副院长。国家福棠儿童医学发展研究中心重症医学专业学科带头人，河南省医学重点学科儿童急重症专业学科带头人。曾为河南省重症手足口病临床救治专家组成员，曾任河南省手足口病重症患者定点救治医院 PICU 主任。长期致力于儿童危重病临床救治与研究工作。

担任中华医学会儿科学分会第十八届委员会委员，中华医学会儿科学分会第十七届、第十八届委员会急救学组委员，中华医学会肠外肠内营养学分会第三届、第五届委员会儿科营养支持学组委员，中国医师协会儿童重症医师分会第一届、第二届委员会委员，中国医师协会儿童重症医师分会第二届重症营养专业委员会副主任委员，中国医师协会体外生命支持专业委员会第一届儿科学组委员，中国医师协会儿童急救专业委员会第一届委员会委员，河南省医学会儿科学分会第十届委员会副主任委员，河南省医学会儿科学分会第二届、第三届急救学组副组长，河南省医学会重症医学专科分会第二届儿科学组副组长。河南省儿科医疗质量控制专家委员会副主任委员。《中国临床案例成果数据库》第一届学术指导委员会委员，《中华儿科杂志》通讯编委，《中国小儿急救医学》编委。*Pediatric Critical Care Medicine* 中文版编委，《中国全科医学》审稿专家。

参与或主持国家科技重大专项、河南省及郑州市等 10 余项科研项目，获奖 6 项。发表学术论文 53 篇，著作 3 部。参与制定国家专家共识 6 项。

曾荣获“河南省优秀医师奖”“中原健康好卫士”“郑州名医”“郑州市医学学科建设领军人物”“郑州市十大杰出女性”等荣誉称号。

主编简介

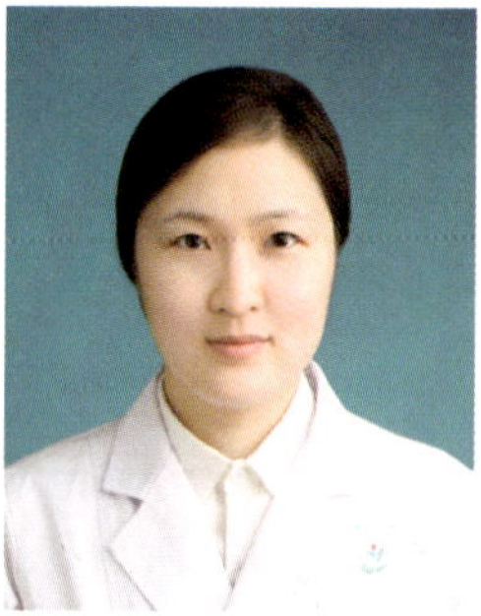

李鹏 儿内科急救专业，副主任医师，硕士研究生。致力于儿童急救及危重症患儿的临床救治与研究工作，对儿童重症手足口病、重症流行性感冒、脓毒性休克、急性呼吸衰竭、急性呼吸窘迫综合征、心肺复苏等各种儿科急危重疾病诊断及治疗具有丰富的理论知识和临床经验。担任河南省医学会儿科学分会第一届感染学组委员，河南省呼吸与危重症学会呼吸治疗分会第二届青年委员会委员。

曾荣获“河南省儿童医院先进工作者”“河南省儿童医院‘三合理一规范’先进个人”“河南省儿童医院抗疫英雄”等荣誉称号。

参与或主持河南省及郑州市等6项科研项目，获奖4项。参与郑州市科技惠民计划项目——重症手足口病的早识及救治技术在基层医疗机构中的推广应用。发表学术论文20余篇，其中北大中文核心10余篇。

前言

手足口病是我国近十年来最常见的儿童传染性疾病，常见于5岁以下学龄前儿童，以发热及手、足、口等部位出现皮疹或疱疹为主要临床表现。因其传染性强、传播速度快、传播途径复杂、隐性感染者多，很容易在家庭、幼托机构聚集发病。大部分病例预后较好，少数重症病例进展较快，如合并病毒性脑炎、脑干脑炎、脑脊髓炎、神经源性肺水肿、肺出血、心肺功能衰竭，可在发病12～24小时内死亡；部分存活病例可能遗留神经系统后遗症，需要长时间康复治疗，严重威胁我国儿童的健康，给家庭和社会带来沉重的负担。

为了提高广大人民群众对手足口病的防控意识，防患于未然，我院特组织编写了《手足口病科学防控100问》，我们希望借此机会，将手足口病防控最新的相关知识介绍给大家，以此提升家长朋友、幼托机构的工作人员、各级医疗机构工作人员对手足口病的认识，控制手足口病的传播，减少手足口病的发生率，达到保护儿童健康的目的。

本书的编者均是来自防控手足口病一线的医生，在临床救治中有丰富的经验，编写的过程中付出了辛苦的汗水，但由于时间仓促和编写水平有限，书中可能存在不当之处，敬请广大读者给予批评指正。

河南省儿童医院　宋春兰

2021年1月4日

目录

第 1 问　什么是传染病？ …… 1
第 2 问　中国法定报告传染病分几类、几种？ …… 2
第 3 问　传染病的特点有哪些？ …… 3
第 4 问　传染病的流行环节是什么？ …… 4
第 5 问　传染病传播的基本途径是什么？ …… 5
第 6 问　什么是手足口病？ …… 6
第 7 问　手足口病是法定报告传染病吗？ …… 7
第 8 问　什么是肠道病毒？ …… 8
第 9 问　肠道病毒的特性是什么？ …… 9
第 10 问　肠道病毒感染与肠道感染有什么区别？ …… 10
第 11 问　EV71 是什么？ …… 11
第 12 问　CV 是什么？ …… 12
第 13 问　ECHO 是什么？ …… 13
第 14 问　手足口病是新发传染病吗？ …… 14
第 15 问　手足口病传染性强吗？ …… 15
第 16 问　手足口病的传染源是什么？ …… 16
第 17 问　手足口病的潜伏期有多久？ …… 17
第 18 问　手足口病的传播途径是什么？ …… 18
第 19 问　手足口病的易感人群有哪些？ …… 19
第 20 问　猫咪和狗狗会传染手足口病吗？ …… 20
第 21 问　手足口病流行具有季节性吗？ …… 21
第 22 问　手足口病流行具有地方性吗？ …… 22
第 23 问　儿童会反复患手足口病吗？ …… 23

第 24 问　手足口病的发病机制是什么？ ………………………… 24
第 25 问　手足口病主要症状是什么？ ………………………… 25
第 26 问　手足口病的皮疹有什么特点？ ………………………… 26
第 27 问　为什么手足口病患儿口腔疼痛明显？ ………………………… 27
第 28 问　手足口病患儿会脱甲吗？ ………………………… 28
第 29 问　发热的定义是什么？ ………………………… 29
第 30 问　手足口病发热时应如何护理？ ………………………… 30
第 31 问　手足口病患儿都会出现发热吗？ ………………………… 31
第 32 问　手足口病出现哪些症状需要在医院留观？ ………………………… 32
第 33 问　手足口病出现哪些表现需要住院治疗？ ………………………… 33
第 34 问　什么是手足口病的临床诊断标准？ ………………………… 34
第 35 问　什么是手足口病的确诊病例？ ………………………… 35
第 36 问　手足口病确诊的病原学依据有哪些？ ………………………… 36
第 37 问　手足口病有特效抗病毒药物吗？ ………………………… 37
第 38 问　手足口病为什么要求在定点医院救治？ ………………………… 38
第 39 问　患手足口病多少天后可解除隔离？ ………………………… 39
第 40 问　手足口病有轻症和重症之分吗？ ………………………… 40
第 41 问　如何早期识别重症手足口病？ ………………………… 41
第 42 问　手足口病的临床分期是什么？ ………………………… 42
第 43 问　重症手足口病为什么会出现神经源性肺水肿？ ………………………… 43
第 44 问　重症手足口病为什么会合并病毒性脑炎？ ………………………… 44
第 45 问　重症手足口病为什么会出现心肺功能衰竭？ ………………………… 45
第 46 问　重症手足口病为什么会出现抽搐？ ………………………… 46
第 47 问　手足口病患儿抽搐发作时要注意什么？ ………………………… 47
第 48 问　手足口病与疱疹性咽峡炎有什么区别？ ………………………… 48
第 49 问　手足口病与口蹄疫如何鉴别？ ………………………… 49
第 50 问　手足口病与水痘如何鉴别？ ………………………… 50
第 51 问　手足口病与疱疹样皮炎如何鉴别？ ………………………… 51
第 52 问　手足口病与丘疹性荨麻疹如何鉴别？ ………………………… 52

第 53 问　手足口病与脓疱疮如何鉴别？ …………………………… 53
第 54 问　手足口病与麻疹如何鉴别？ ……………………………… 54
第 55 问　手足口病与幼儿急疹如何鉴别？ ………………………… 55
第 56 问　手足口病与湿疹如何鉴别？ ……………………………… 56
第 57 问　手足口病患儿出院后需要随访吗？ ……………………… 57
第 58 问　手足口病患儿出院后的健康指导有哪些？ ……………… 58
第 59 问　为什么有的手足口病患儿需要长期康复治疗？ ………… 59
第 60 问　手足口病患儿居家隔离应注意什么？ …………………… 60
第 61 问　成年人会患手足口病吗？ ………………………………… 61
第 62 问　患手足口病后个人卫生怎么做？ ………………………… 62
第 63 问　患手足口病后皮肤如何护理？ …………………………… 63
第 64 问　患手足口病后家长心理护理怎样做？ …………………… 64
第 65 问　患手足口病后饮食护理怎样做？ ………………………… 65
第 66 问　患手足口病后口腔护理怎样做？ ………………………… 66
第 67 问　宝宝患手足口病后，家里孕妇应注意什么？ …………… 67
第 68 问　母乳喂养的宝宝患手足口病后，需要停母乳吗？ ……… 68
第 69 问　宝宝患手足口病后，家里其他宝宝应注意什么？ ……… 69
第 70 问　患手足口病时居室空气卫生清洁怎么做？ ……………… 70
第 71 问　正确的洗手方法您知道吗？ ……………………………… 71
第 72 问　为什么要用流动水洗手？ ………………………………… 72
第 73 问　手足口病暴发和聚集性发病的定义是什么？ …………… 73
第 74 问　患手足口病后家长有哪些权利？ ………………………… 74
第 75 问　患手足口病后家长有哪些责任和义务？ ………………… 75
第 76 问　为什么要在社区进行手足口病相关知识的宣教？ ……… 76
第 77 问　为什么要在幼托机构及学校进行手足口病相关知识的
　　　　　宣教？ ……………………………………………………… 77
第 78 问　对幼托机构及学校如何进行手足口病防控？ …………… 78
第 79 问　对社区如何进行手足口病防控？ ………………………… 79
第 80 问　手足口病消毒原则是什么？ ……………………………… 80

第 81 问　手足口病防控时所选用的消毒剂应注意什么？ ……………… 81
第 82 问　手足口病防控时怎样消毒物体表面？ ……………………………… 82
第 83 问　手足口病防控时怎样消毒生活用品？ ……………………………… 83
第 84 问　手足口病防控时消毒方法有哪些？ ………………………………… 84
第 85 问　手足口病防控时消毒液的配制方法有哪些？ …………………… 85
第 86 问　手足口病防控时怎样处理排泄物？ ………………………………… 86
第 87 问　手足口病防控时怎样进行地面消毒清洁？ ……………………… 87
第 88 问　对手足口病密切接触者如何进行防控？ ………………………… 88
第 89 问　需要注射丙种球蛋白预防手足口病吗？ ………………………… 89
第 90 问　国家为什么要研发 EV71 疫苗？ ………………………………… 90
第 91 问　EVA71 灭活疫苗你了解吗？ ……………………………………… 91
第 92 问　去哪里可以接种 EV71 灭活疫苗？ ……………………………… 92
第 93 问　EV71 灭活疫苗接种程序、接种剂量是什么？ ………………… 93
第 94 问　接种 EV71 灭活疫苗还会患手足口病吗？ ……………………… 94
第 95 问　可以通过接种疫苗预防手足口病吗？ …………………………… 95
第 96 问　接种 EVA71 灭活疫苗有什么不良反应吗？ …………………… 96
第 97 问　接种 EV71 灭活疫苗可以 100% 预防手足口病吗？ ………… 97
第 98 问　适宜接种 EV71 灭活疫苗的年龄是什么？ ……………………… 98
第 99 问　EV71 灭活疫苗保护效力有多久？ ……………………………… 99
第 100 问　哪些人不宜接种 EV71 灭活疫苗？ …………………………… 100

第 1 问

什么是传染病？

传染病是由各种病原体引起的能在人与人、动物与动物或人与动物之间相互传播的一类疾病。对有些传染病，防疫部门必须及时掌握其发病情况，及时采取对策，按照国家法律规定，发现后应在规定时间内及时向当地防疫部门报告，这类传染病称为法定报告传染病。手足口病属于法定报告传染病。

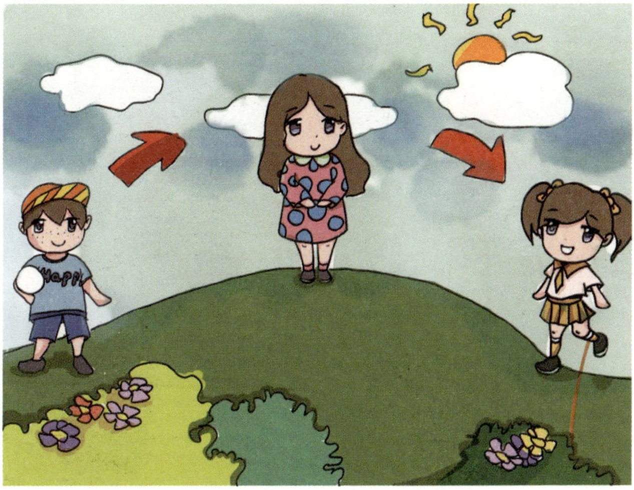

第2问

中国法定报告传染病分几类、几种？

中国目前的法定报告传染病分为甲、乙、丙3类，共40种。甲类传染病共2种，是指鼠疫、霍乱。乙类传染病27种，常见的有新型冠状病毒肺炎、重症急性呼吸综合征（SARS，曾称传染性非典型肺炎）等。丙类传染病11种，常见的有流行性感冒、手足口病等。乙类传染病中的新型冠状病毒肺炎、肺炭疽、SARS、人感染高致病性禽流感，按甲类传染病处理。

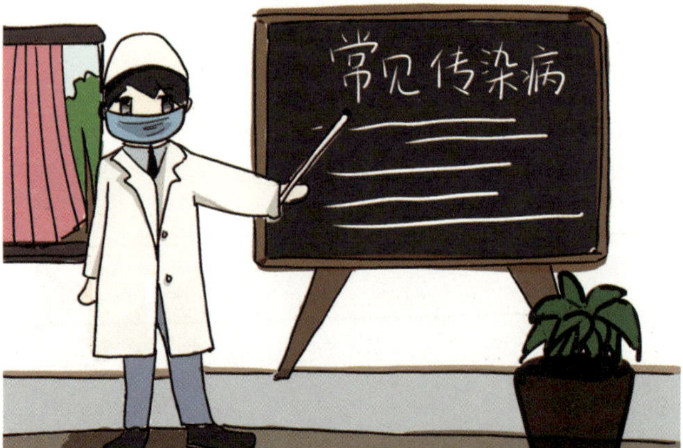

第3问

传染病的特点有哪些？

传染病一般具有的特点是：

1. 有病原体。

2. 具有传染性和流行性。

3. 感染后常产生免疫性。

4. 有些传染病还有季节性、地方性、外来性等特点。

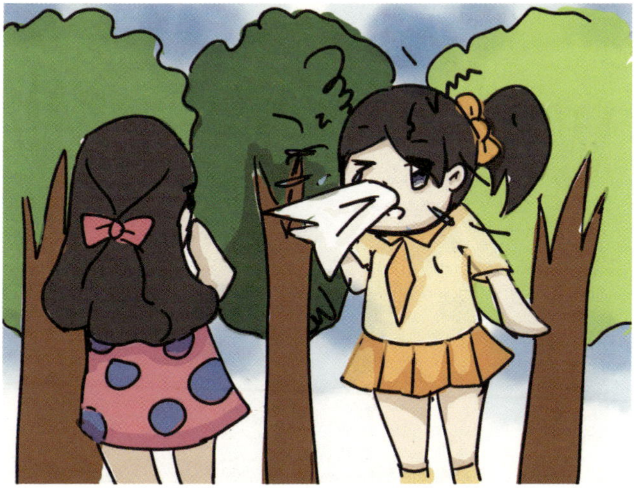

第4问

传染病的流行环节是什么？

传染病的传播和流行必须具备 3 个环节：①传染源；②传播途径；③易感者。这三个环节相互依赖，缺少其中任何一个环节，传染病的流行就不会发生。各种传染病的薄弱环节各不相同，在预防中应充分利用，只有这样才能更好地预防各种传染病。

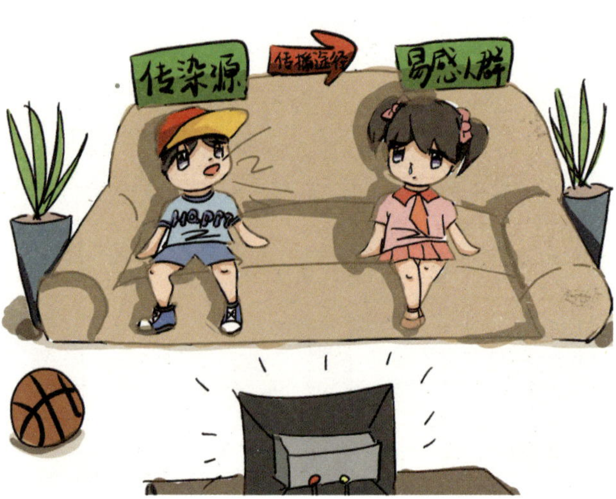

第 5 问

传染病传播的基本途径是什么?

传播途径是指病原体内传染源排出，侵入另一易感机体所经过的途径。通常一种疾病可借由直接接触感染个体、感染者的体液及排泄物等感染者所污染到的物体传播，有空气、水源、食物、接触、土壤、垂直等传播方式。

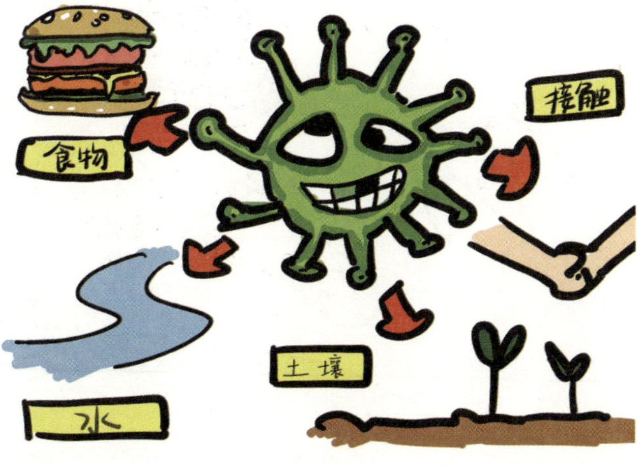

第6问

什么是手足口病？

手足口病是一种由肠道病毒引起的，以发热和手、足、口腔等部位出现皮疹、疱疹为特征的常见于小儿的急性传染病，尤以5岁以下年龄组发病率最高，是儿童最常见的传染性疾病。

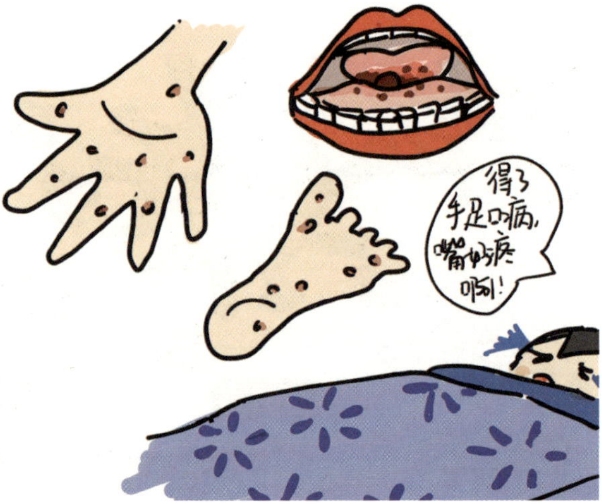

第 7 问

手足口病是法定报告传染病吗？

2008 年 5 月 2 日，国务院卫生行政部门将手足口病列入《中华人民共和国传染病防治法》规定的丙类传染病进行管理。国家卫生主管机构提出，要认真做好手足口病重症病例的临床救治，最大限度地提高重症患者的救治成功率，降低死亡率。

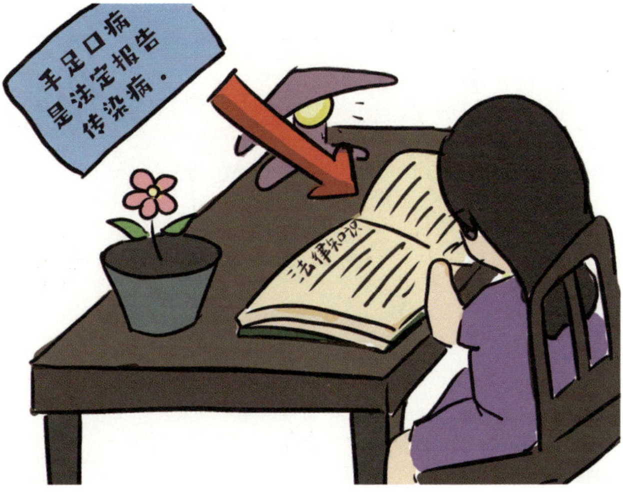

第8问

什么是肠道病毒？

肠道病毒属于小核糖核酸病毒科的肠道病毒属。包含脊髓灰质炎病毒、柯萨奇病毒、埃可病毒及新型肠道病毒。肠道病毒血清型众多，一种血清型的病毒往往可致几种疾病或病症，不同血清型病毒可以引起相同的临床表现，两种以上的肠道病毒能够同时在人体咽部和消化道进行复制。

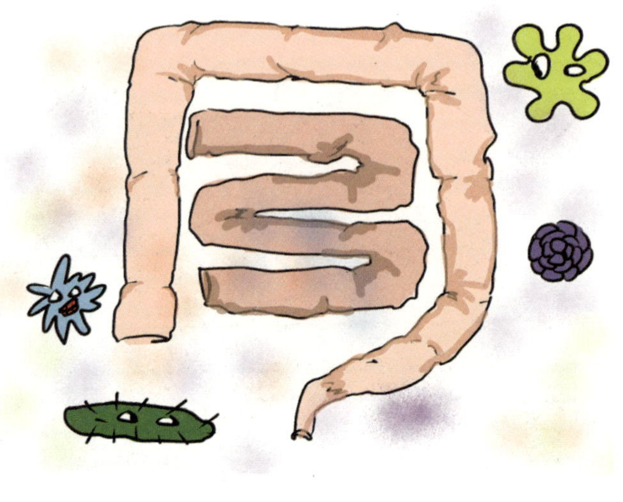

第 9 问

肠道病毒的特性是什么？

肠道病毒适合在湿、热的环境下生存与传播，在外环境中抵抗力较强，在外环境污水中可存活数月。家庭用的洗手液及肥皂对肠道病毒无杀灭效果；乙醚、75% 酒精和 5% 来苏尔对肠道病毒无效；紫外线及干燥环境可抑制病毒；高锰酸钾、含氯消毒剂、甲醛、碘伏都能杀灭肠道病毒；肠道病毒在 100℃可被迅速灭活。

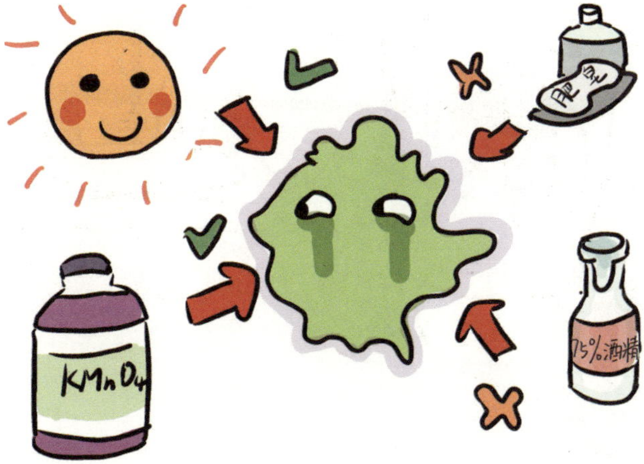

第10问

肠道病毒感染与肠道感染有什么区别？

肠道病毒感染是指感染肠道病毒引起的疾病，如手足口病、上呼吸道感染、出疹性疾病、脑炎等，但出现腹泻、腹痛等胃肠道症状较少。

肠道感染一般分为细菌感染和病毒感染，最常见的是细菌感染，主要症状是发热、腹痛、恶心、呕吐、乏力、排黏液脓血便等。我们生活中常说的肠炎、痢疾属于肠道感染。

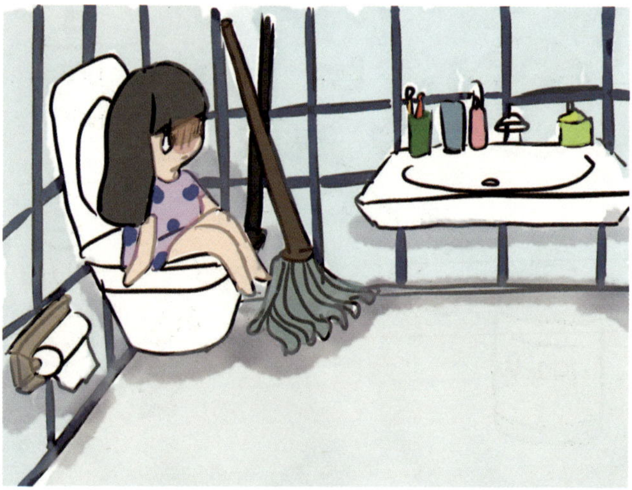

第 11 问

EV71 是什么？

EV71 是指肠道病毒 71 型，属于小 RNA 病毒。目前已知感染 EV71 可以导致手足口病、疱疹性咽峡炎、无菌性脑脊髓膜炎、脑炎和脊髓灰质炎样的麻痹性疾病等，并可引起致死性神经源性肺水肿、肺出血、心肺功能衰竭等。

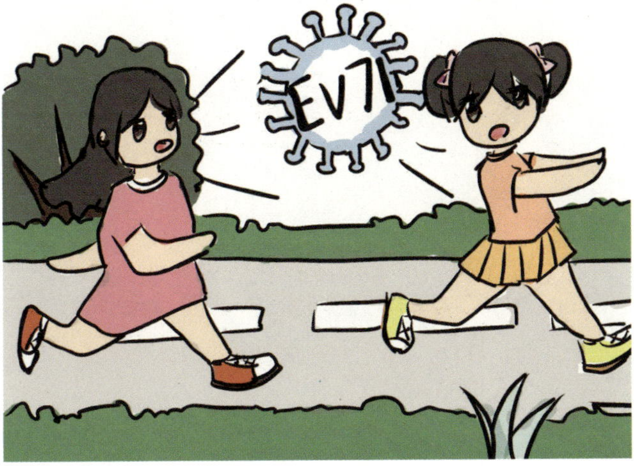

第 12 问

CV 是什么？

CV 是柯萨奇病毒的缩写，引起手足口病的柯萨奇病毒可分为柯萨奇病毒 A 组 2、4 ~ 7、9、10、16 等型别和柯萨奇病毒 B 组的 1 ~ 3、5 等型别。其中 CV-A16 和 CV-A6 是手足口病主要病原体，CV-A6 引起的部分手足口病例，可出现持续高热，湿疹与大水疱常蔓延全身。

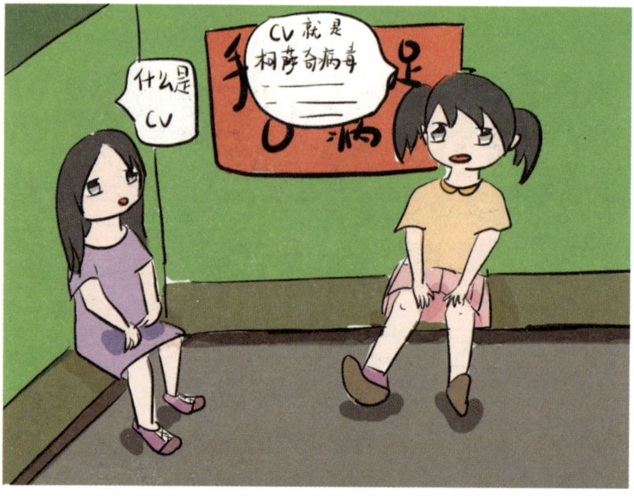

第 13 问
ECHO 是什么?

ECHO 简称埃可病毒，是一种 RNA 病毒，属于肠道病毒。感染埃可病毒后主要表现为发热、皮疹、头痛、疲乏无力等，可并发急性呼吸道、消化道和中枢神经系统的病变。ECHO 病毒分为 30 多个型，各型致病力和致病类型不同，其中引起手足口病的埃可病毒主要是埃可病毒 11 型。

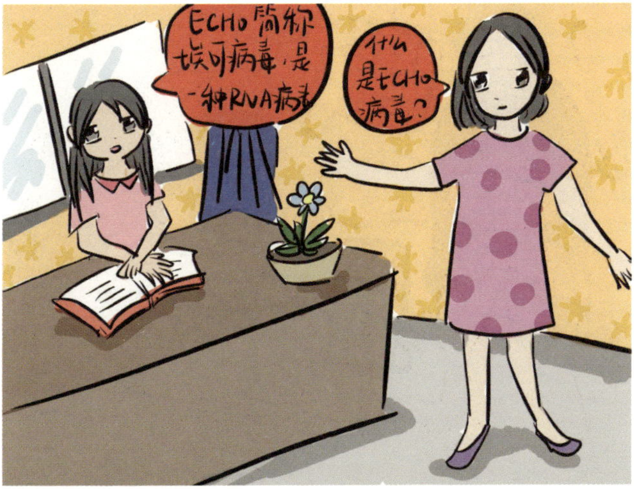

第 14 问

手足口病是新发传染病吗？

手足口病为儿童常见病，不是新发传染病，早在 1957 年该病就在许多国家和地区多次流行，1959 年其被命名为“手足口病”。我国于 20 世纪 80 年代初在上海地区首次发现手足口病。

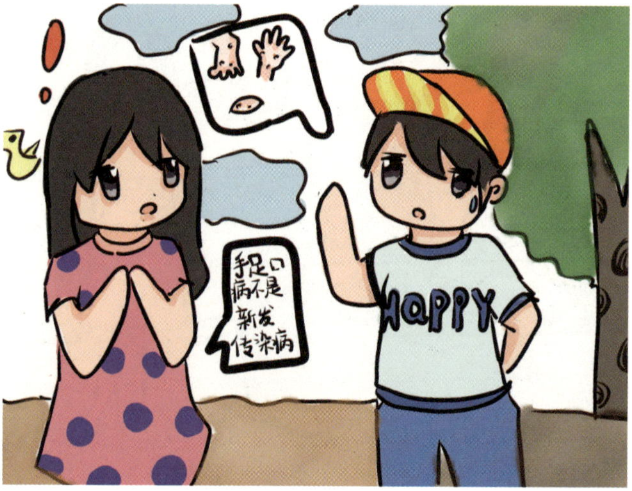

第 15 问

手足口病传染性强吗？

手足口病具有较强的传染性，具有隐性感染比例大、传播途径复杂、传播速度快的特点，短期即可造成较大范围的流行。手足口病在发病后 1 周内传染性最强，因此已经感染的儿童，在隔离期间不应上学或参加聚会。

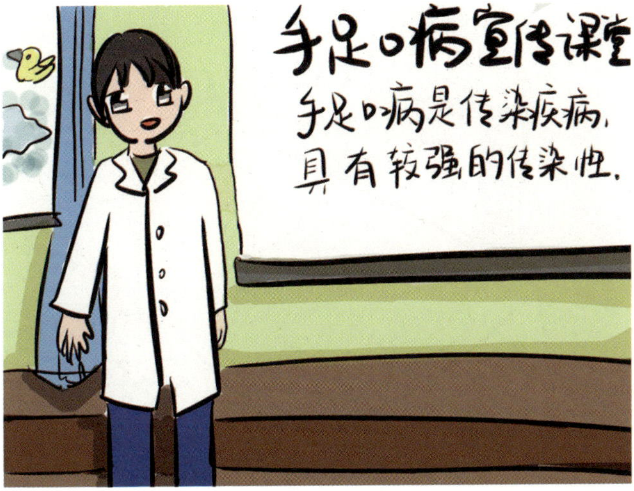
手足口病宣传课堂
手足口病是传染疾病，
具有较强的传染性。

第16问
手足口病的传染源是什么？

传染源是指体内有病原体生长、繁殖并能排出病原体的人或动物。人是肠道病毒的唯一宿主，手足口病的传染源主要为患者和隐性感染者。手足口病流行期间，患者为主要传染源；散发期间，隐性感染者为主要传染源。

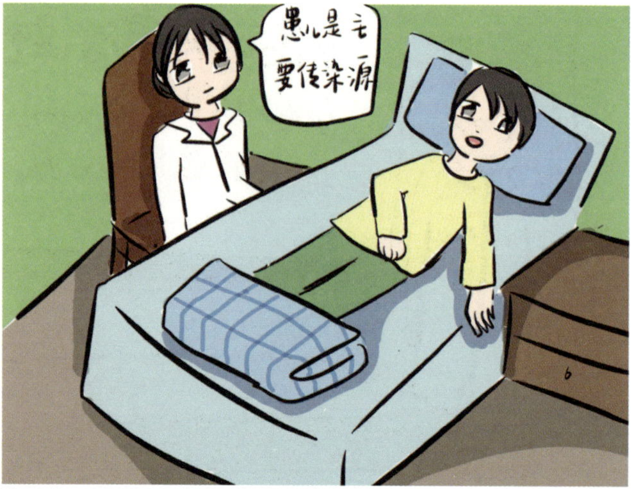

第 17 问

手足口病的潜伏期有多久？

潜伏期是指从病原体侵入人体起，至首发症状的时间。同一种传染病因人体抵抗力不同，潜伏期长短也不尽相同。手足口病的潜伏期多为 2~10 天，平均 3~5 天。患者潜伏期即具有传染性，通常发病后 1 周内传染性最强。

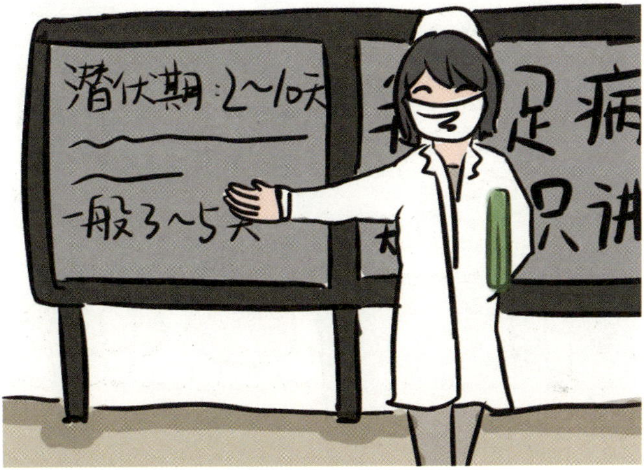

第18问

手足口病的传播途径是什么?

手足口病的传播途径有 3 种：

1. 可经胃肠道传播，即食用了被病毒污染的食物或水源而感染。

2. 可经呼吸道传播，即患儿呼吸、咳嗽、打喷嚏时，将病毒播散到空气中，通过空气飞沫传播给其他人。

3. 可经接触传播，即接触患儿口鼻分泌物、皮肤或黏膜疱疹液及被污染的手及物品等造成传播。

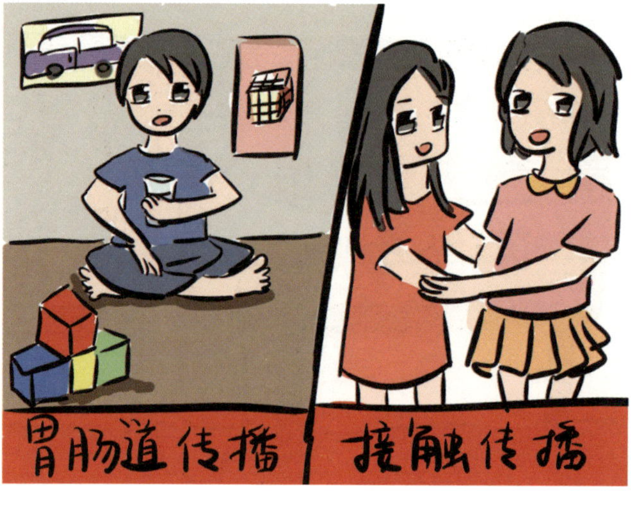

第 19 问

手足口病的易感人群有哪些？

人对肠道病毒普遍易感。不同年龄组均可感染发病，由于婴幼儿免疫力低，母体所赋予的抗体消失，而自身的免疫机制尚未发育完全，发病群体主要集中在 5 岁以下的儿童，尤以 3 岁及以下婴幼儿发病率最高。

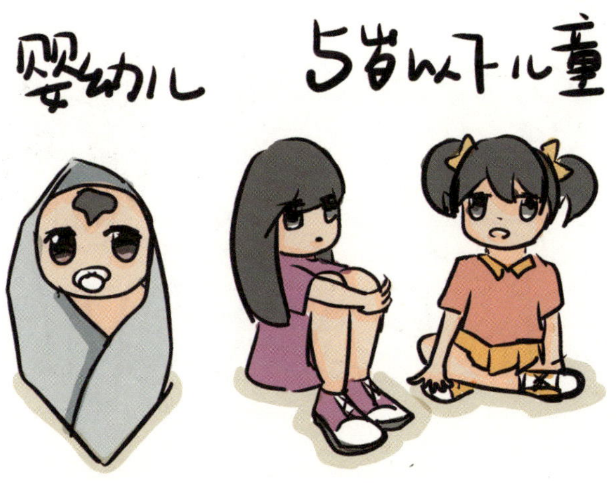

第20问

猫咪和狗狗会传染手足口病吗？

因目前不少家庭都养有宠物，家长会担心手足口病是否可以通过宠物传染给家里的宝宝。在此告诉各位家长，人是肠道病毒的唯一宿主，所以手足口病是不会在人和动物包括宠物间传染的。

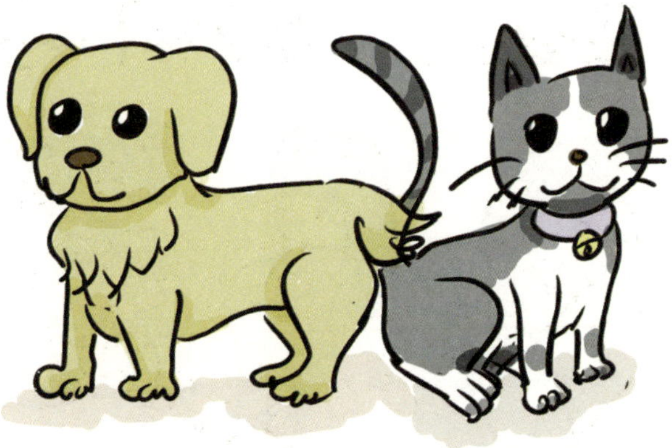

第 21 问

手足口病流行具有季节性吗？

手足口病一年四季均可发病，我国以春夏季多见。常于 3 ~ 4 月开始增多，6 ~ 8 月达到高峰，9 月以后开始减少。南方呈“双峰趋势”，其中 5 ~ 6 月为第一个高峰，10 ~ 11 月是第二个高峰，而北方多为“单峰趋势”，仅 6 ~ 9 月为高峰。

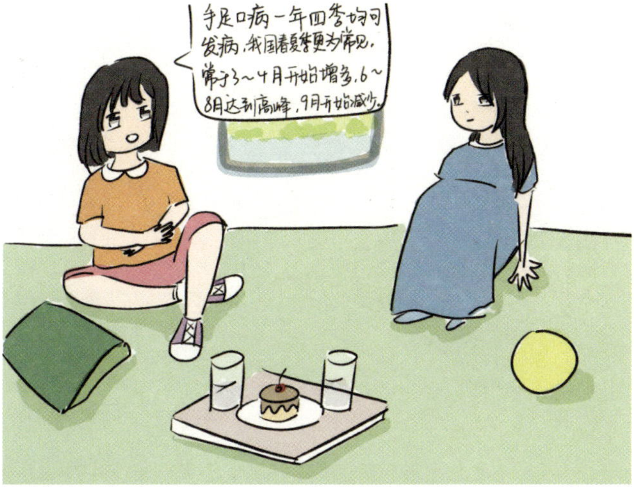

第22问

手足口病流行具有地方性吗？

手足口病无明显的地方性。手足口病易发生在人口密集、卫生状况差或存在不良卫生习惯、交通发达的地区，以及高温、降水量大的地区，上述因素构成了病毒生存、繁殖及传播的条件。

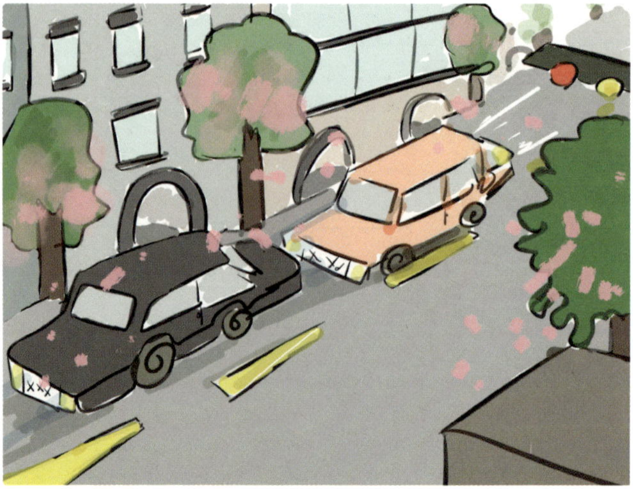

第 23 问

儿童会反复患手足口病吗？

一个儿童会有多次患手足口病的情况。因为感染手足口病后所获得的特异性免疫力仅对同血清型病毒产生比较牢固的免疫力，但不同血清型间没有交叉保护，机体可先后或同时感染不同血清型的肠道病毒。

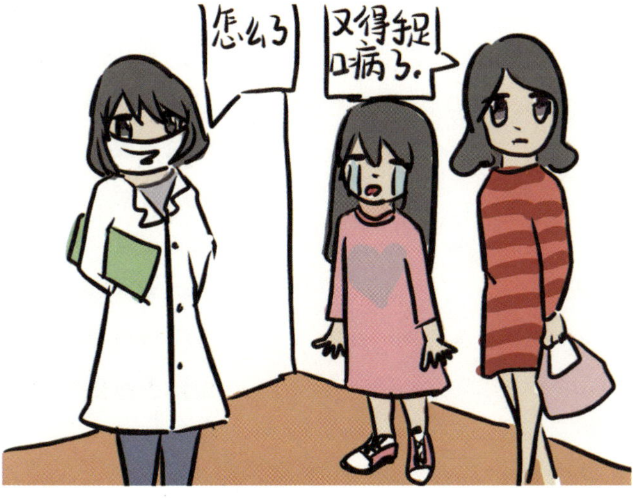

第 24 问

手足口病的发病机制是什么？

目前手足口病的发病机制考虑为肠道病毒通过呼吸道或消化道进入体内，侵入局部黏膜，在上皮细胞及周围淋巴细胞中停留和繁殖，并侵入局部淋巴结，进入血液循环形成第一次的病毒血症，此时患者无明显临床症状；病毒经血液循环侵入不同脏器，继续增殖后第二次入血，引起第二次病毒血症，此时机体可出现典型临床症状和体征。

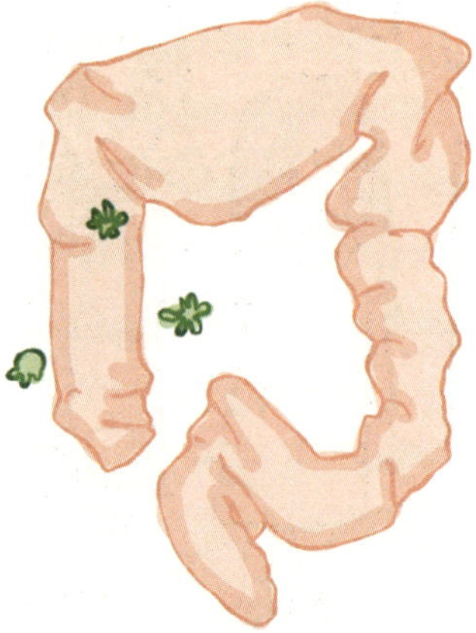

目前手足口病的发病机制考虑为肠道病毒通过呼吸道或消化道进入体内，侵入局部黏膜，在上皮细胞及周围淋巴细胞中停留和繁殖。

第25问

手足口病主要症状是什么?

手足口病的主要症状有发热、皮疹、咽痛、脱甲，可伴有咳嗽、流涕、食欲减退、腹痛等非特异性症状。

重症病例可出现头痛、呕吐、易惊，肢体抖动、惊厥，皮肤发花，面色发灰，咳粉红色或血性泡沫样痰液等症状。

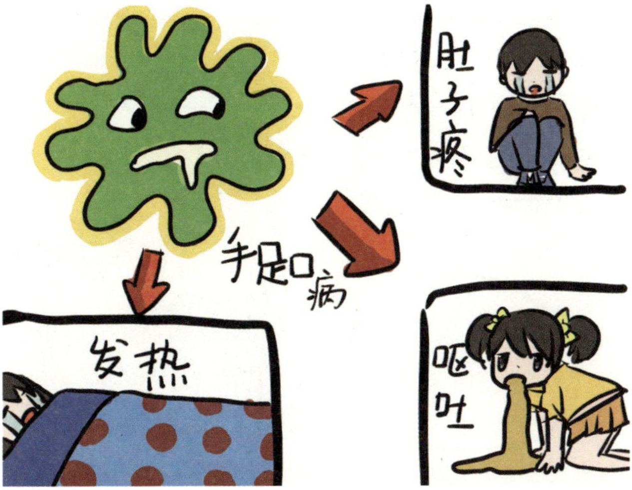

第26问

手足口病的皮疹有什么特点？

典型皮疹为口腔内有粟粒样斑丘疹或疱疹，手、足、肛周等远端部位为斑丘疹或疱疹，皮疹周围有炎性红晕，不疼不痒，大小如米粒至豆粒大小，皮疹恢复时不结痂、不留瘢痕。

不典型皮疹通常小、厚、硬、少，部分可呈大疱样改变，可累及膝关节、肘关节、躯干部、口周及面部，后期出现结痂、脱皮，无色素沉着。

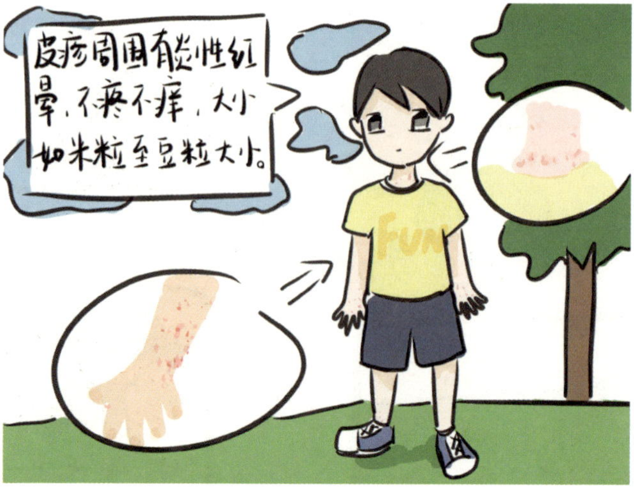

第27问

为什么手足口病患儿口腔疼痛明显？

早期的皮疹出现在口腔黏膜上呈粟米样斑丘疹，后期在口腔的硬腭、咽峡、牙龈及舌部出现疼痛型小水疱，周围绕以红晕，很快破溃后形成溃疡，周围绕以红晕。当口腔的水疱破溃形成小溃疡后，孩子会因异常疼痛、咽下困难、流涎，影响哺乳和患儿进食。

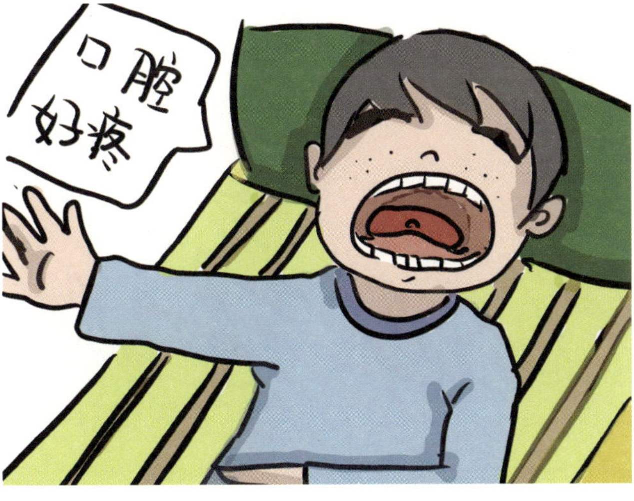

第28问

手足口病患儿会脱甲吗？

部分手足口病患儿可有脱甲。脱甲发生在患手足口病后 2~4 周，表现为自甲中部偏近端开始空甲或破坏、变白，然后慢慢与甲床分离并脱落。新甲于 1~2 个月后长出，新生甲板平整、光滑，无任何不适，预后良好。

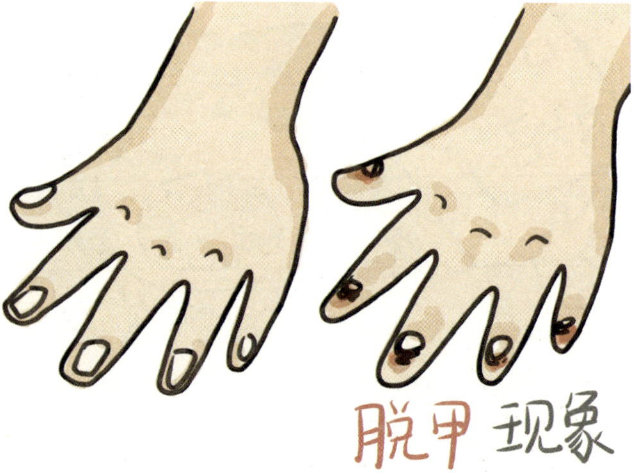

第 29 问

发热的定义是什么？

发热是儿科临床最常见的症状之一，正常腋温一般为 36~37 ℃，腋温 37.5~38 ℃为低热，38.1~38.9 ℃为中度发热，39~41℃为高热，≥ 41℃为超高热。婴幼儿喂奶、饭后、运动、哭闹、衣被过厚、室温过高及情绪波动等均可使体温稍高，达 37.4 ℃左右。如只是个别一次体温达 37.4 ℃，全身情况良好，又无自觉症状，不属病态。

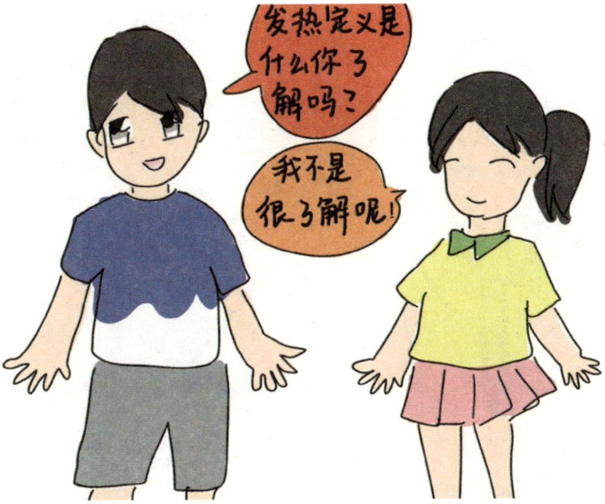

第30问

手足口病发热时应如何护理？

常规的降温方法有物理降温和药物降温，手足口病患儿体温为 37.5~38.5 ℃之间的，可给予散热、多饮温水等进行物理降温。当体温超过 38.5 ℃时，可以口服布洛芬、对乙酰氨基酚等药物退热，禁用阿司匹林，因其可引起瑞氏综合征。在发热时应严格观察患儿有无高热持续不退、肢体抖动、惊厥、精神反应差等异常情况。

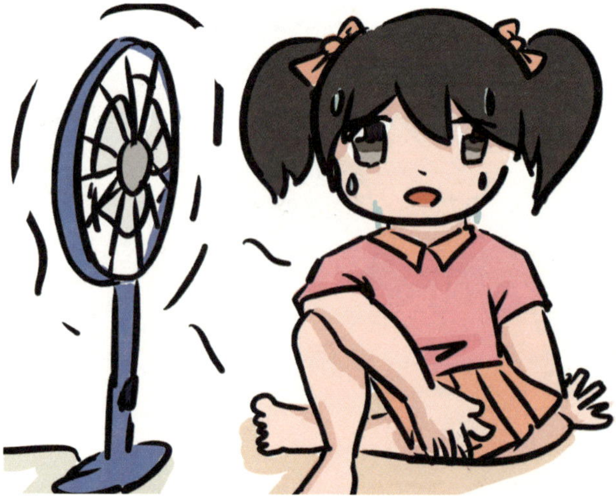

第 31 问

手足口病患儿都会出现发热吗？

手足口病患儿并不一定都发热，有些轻症病例没有发热，仅表现为皮疹、咽痛等，重症手足口病都会出现发热，宝宝一旦出现持续高热不退、精神反应差、嗜睡、站立不稳等表现，应及时到医院就诊。

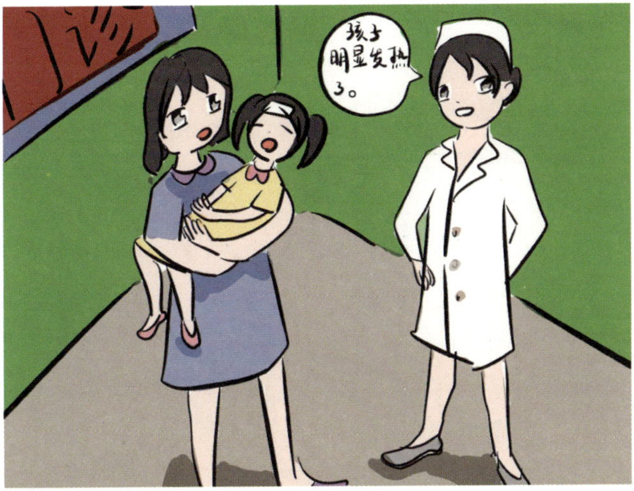

第32问

手足口病出现哪些症状需要在医院留观?

绝大多数手足口病患儿病情轻微，体温不高，精神良好，可以回家进行隔离观察。部分患儿应采取留院观察措施，如患儿持续发热，精神差，呕吐，外周血白细胞增高者，病程5天以内，留院观察期间应密切关注病情变化。

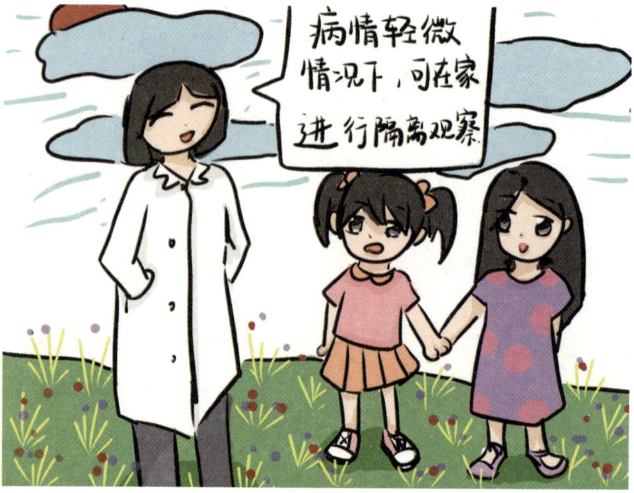

第 33 问

手足口病出现哪些表现需要住院治疗?

手足口病患儿出现以下情况之一时，需要住院治疗：

1. 高热不退，精神差，嗜睡，易惊，烦躁不安。
2. 肢体抖动、无力、瘫痪、惊厥。
3. 面色苍白、心率增快、末梢循环不良。
4. 呼吸浅促或胸片示肺水肿、肺炎等。

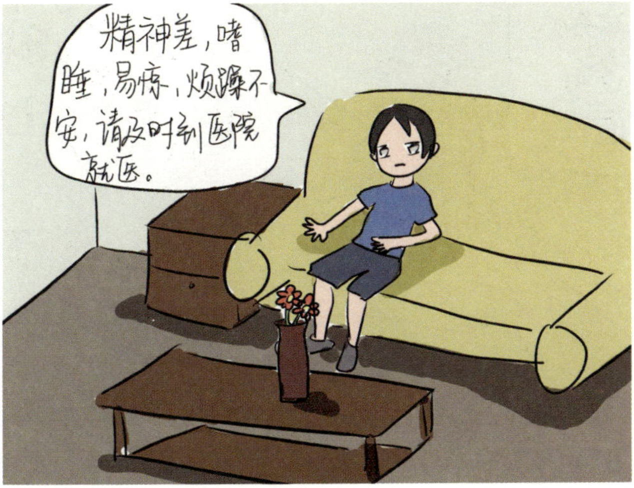

第34问

什么是手足口病的临床诊断标准？

手足口病临床诊断标准：

1. 在流行季节发病，常见于学龄前儿童，3 岁以下婴幼儿发病率最高。常在幼儿聚集场所发生，发病前与手足口病患儿有直接或间接接触史。

2. 有发热伴手、足、口、臀部皮疹，部分病例无发热。

3. 患儿未经病原学或血清学检查。

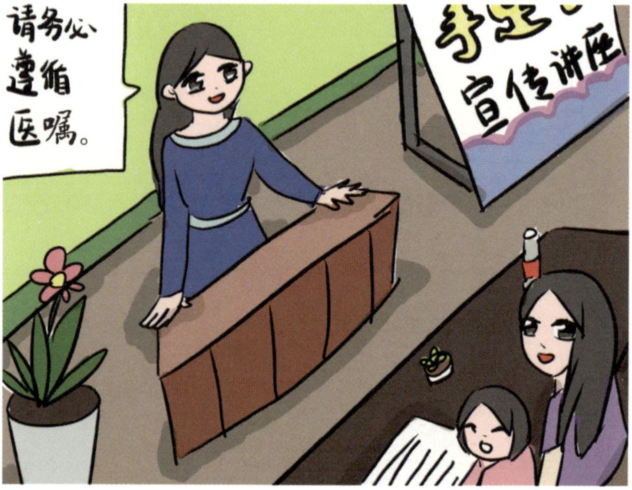

第 35 问

什么是手足口病的确诊病例？

在临床诊断病例基础上，具有下列之一者即可确诊为手足口病。

1. 肠道病毒特异性核酸检测为阳性。

2. 分离出肠道病毒，并鉴定为 CVA16、EV71 或其他可引起手足口病的肠道病毒。

3. 急性期血清相关病毒 IgM 抗体阳性。

4. 恢复期血清相关肠道病毒的中和抗体比急性期升高 4 倍及以上。

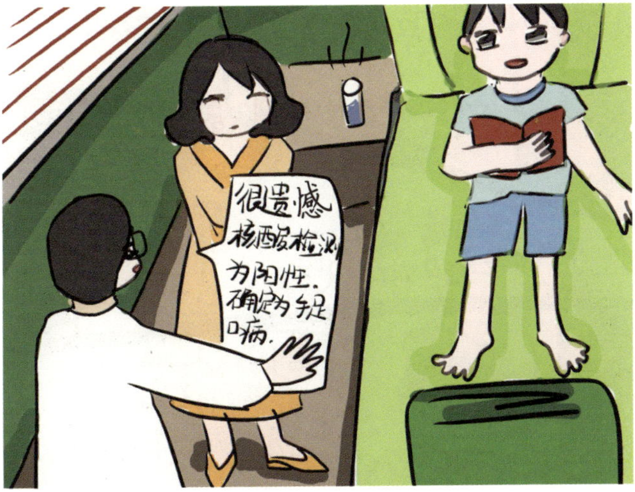

第 36 问

手足口病确诊的病原学依据有哪些？

1. 病毒分离：自患者鼻咽拭子或咽喉洗液、粪便或肛拭子、脑脊液、疱疹液或血清等组织标本中分离到引起手足口病的肠道病毒。

2. 血清学检验：患者血清中特异性 IgM 抗体阳性，或急性期与恢复期血清 IgG 抗体升高 4 倍以上。

3. 核酸检测：自患者鼻咽拭子或咽喉洗液、粪便或肛拭子、脑脊液、疱疹液或血清，以及脑、肺、皮、淋巴结等组织标本中检测到引起手足口病的肠道病毒核酸。

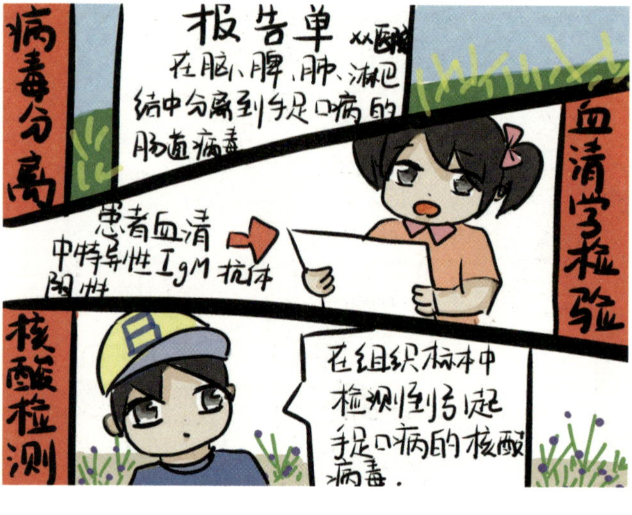

第37问

手足口病有特效抗病毒药物吗？

手足口病是由肠道病毒感染引起的急性传染病，其病原体多样，但均为小RNA病毒科肠道病毒属。目前，手足口病尚无特效的抗肠道病毒药物，但有研究显示，临床上使用干扰素等广谱抗病毒药物进行治疗可改善症状，缩短病程。

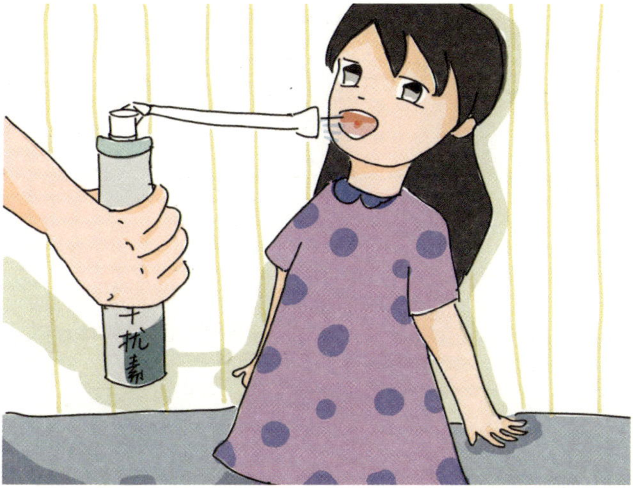

第38问

手足口病为什么要求在定点医院救治？

手足口病虽然是常见病，绝大多数普通病例病情较轻，但仍有少数重症手足口病患儿的病情变化快，进展迅速，随时有可能出现肺出血、心肺功能衰竭等，危及生命，因此应早期明确诊断、对症治疗，经定点医院有经验的医生诊断和必要的化验检查，之后遵照医生的建议决定留院观察、住院治疗或居家隔离。

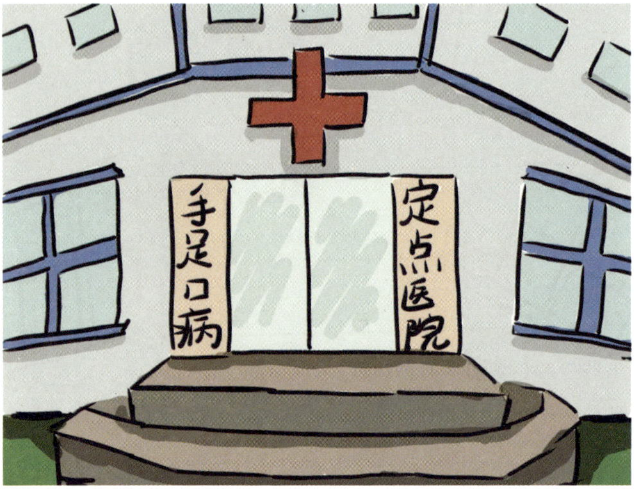

第 39 问

患手足口病多少天后可解除隔离？

隔离期一般为2周。手足口病发病1~2周内，咽部有病毒排出；从粪便中排出病毒一般可持续3~5周；本病发病后1周内传染性最强，其传染性可持续至症状和体征消失后数周。

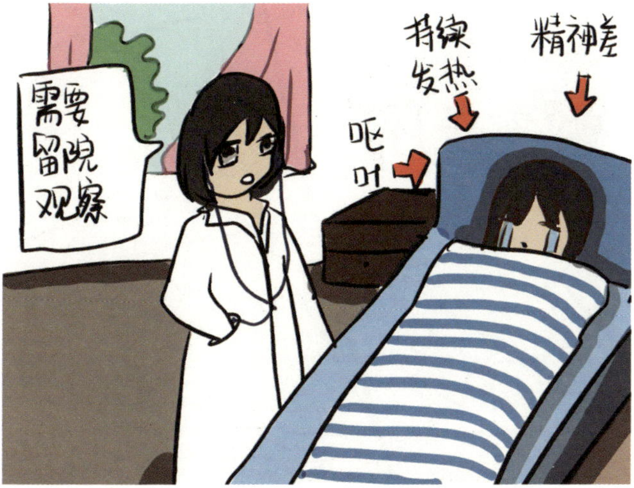

第40问

手足口病有轻症和重症之分吗？

手足口病有轻症和重症之分。大部分手足口病病例为轻症病例，一般表现为发热、皮疹、咽痛，可伴有咳嗽、流涕、食欲减退等症状，多在1周内痊愈，预后良好。重症手足口病会出现不同程度神经系统、呼吸系统、循环系统受累症状，极少数病例病情危重，可致死亡或留有后遗症。

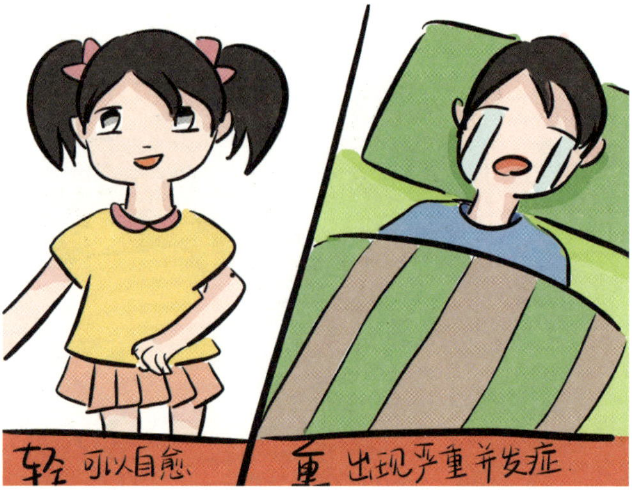

第 41 问

如何早期识别重症手足口病？

手足口病患儿病情变化快，家长居家隔离护理时需要密切关注以下情况，如果出现下述情况之一者，随时到医院就诊：

1. 持续高热：体温（腋温）> 39 ℃，常规退热效果不佳。

2. 出现精神萎靡、呕吐、易惊、肢体抖动、无力、站立或坐立不稳等。

3. 呼吸异常：呼吸增快（大于 30~40 次 / 分）、减慢或节律不整。

4. 心率增快（大于 160 次 / 分），出冷汗，四肢末梢发凉，发绀，皮肤发花。

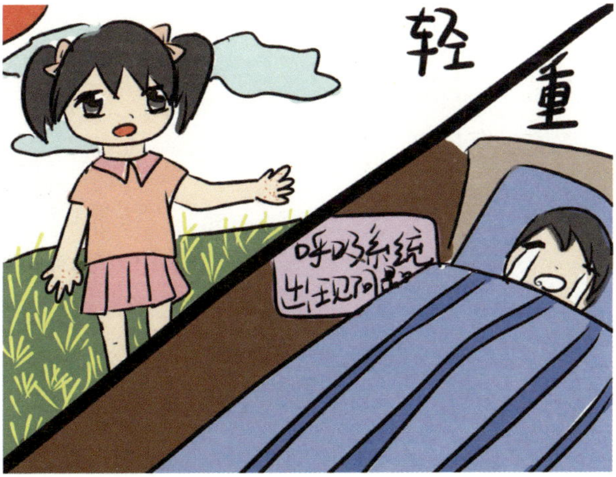

第42问

手足口病的临床分期是什么？

根据疾病的发生发展过程，将手足口病分为 5 期：

第 1 期为出疹期。此期属于手足口病普通型，绝大多数患儿在此期痊愈。

第 2 期为神经系统受累期。此期属于手足口病重症病例重型，大多数治疗后可痊愈。

第 3 期为心肺功能衰竭前期。此期属于手足口病重症病例危重型，及时识别并正确治疗，是降低病死率的关键。

第 4 期为心肺功能衰竭期。此期属于手足口病重症病例危重型，病死率较高。

第 5 期为恢复期。

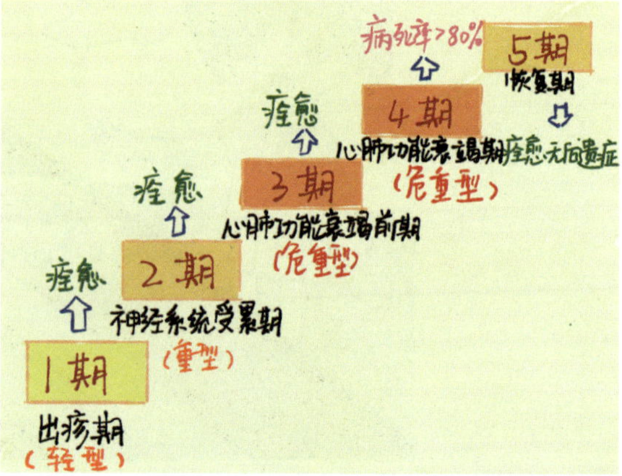

第43问

重症手足口病为什么会出现神经源性肺水肿?

重症手足口病患儿累及中枢神经系统后可导致颅内压增高，引起神经源性肺水肿，其起病急，进展快，治疗难度大，病死率高，考虑与以下几个因素有关：

1. 肺毛细血管静水压增高。
2. 由高静水压和细胞因子释放诱导的内皮通透性增强。
3. 继发于血管内血栓和血小板聚集的肺微血栓形成。
4. 由交感神经激活促使对肺的淋巴管阻塞。

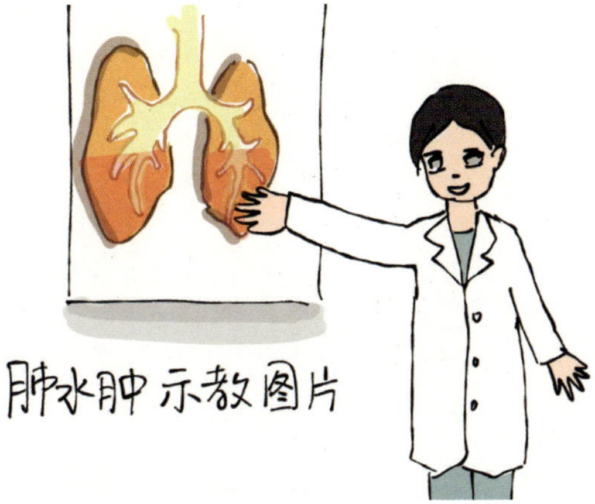

第44问

重症手足口病为什么会合并病毒性脑炎？

患儿感染病毒后，通过2条途径侵入中枢神经系统：

1. 手足口病通过血液途径侵入中枢神经系统。

2. 手足口病从周围神经经轴突转运入脑，此途径可能为最主要的传播途径。病毒感染后与体内特异性受体结合，产生一系列炎性反应变化，出现脑膜炎、脑炎、脑脊髓炎等病的临床表现。

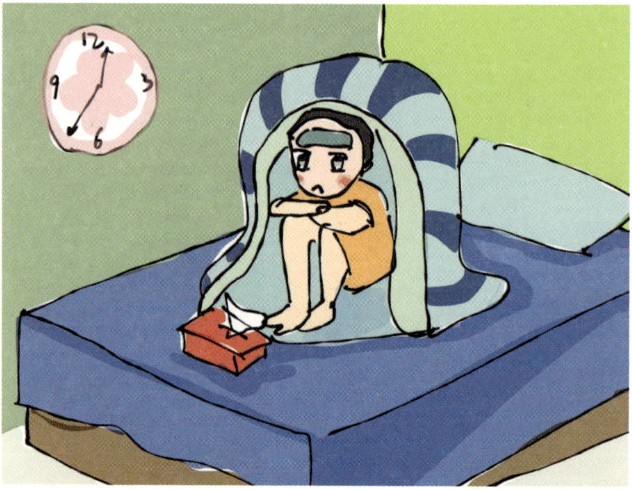

第45问

重症手足口病为什么会出现心肺功能衰竭？

重症手足口病出现心肺功能衰竭，可能存在以下方面的综合作用：

1. 由脑干脑炎引起的儿茶酚胺风暴对心脏的毒性作用。

2. 肺水肿与心脏功能衰竭的相互影响。

3. 病毒或炎性因子对心脏的攻击及继发的心肌缺氧缺血性损害。

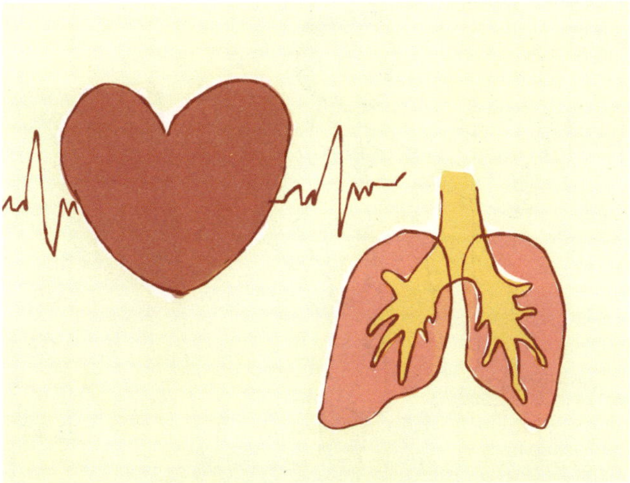

第46问

重症手足口病为什么会出现抽搐？

重症手足口病可能会出现病毒性脑炎、脑脊髓炎、脑干脑炎等中枢神经系统并发症，引起颅内压增高、神经源性肺水肿、肺出血、缺氧、酸中毒等，导致脑组织缺血和梗死，则可出现意识改变、抽搐及肢体瘫痪等症状。

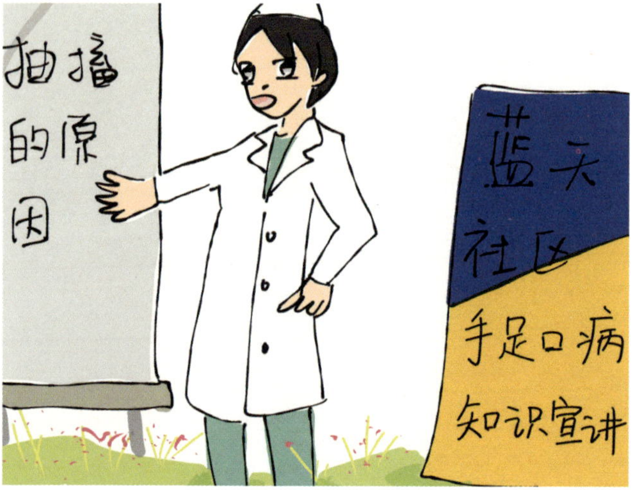

第 47 问

手足口病患儿抽搐发作时要注意什么？

重症手足口病的早期表现之一是抽搐，手足口病患儿一旦出现抽搐，家长应尽快解开宝宝衣领纽扣、裤带等，将宝宝去枕平卧，头偏向一侧或取侧卧姿势，防止呕吐物吸入气管。若小儿抽搐时口腔内有食物或异物，应立即清除，以免食物或异物随着抽搐或吸气时吸入呼吸道引起窒息。同时应立即拨打“120”急救电话。

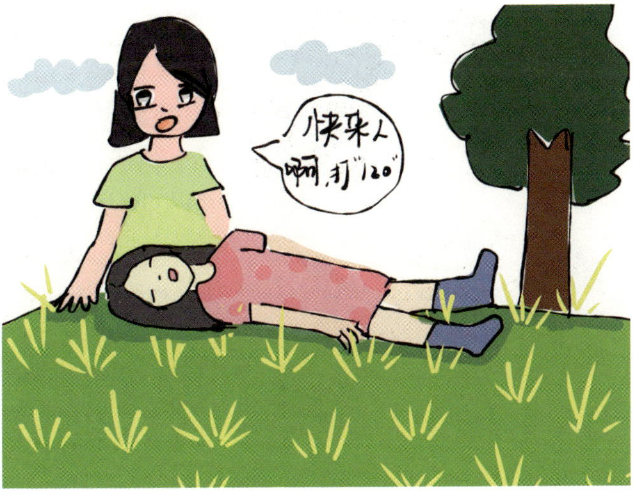

第48问

手足口病与疱疹性咽峡炎有什么区别？

手足口病和疱疹性咽峡炎都是由肠道病毒感染引起的，有些疱疹性咽峡炎为手足口病早期表现。疱疹性咽峡炎由柯萨奇病毒A组的某些血清型引起，病变主要分布在口腔后部，很少累及颊黏膜、舌头或牙龈，手、足及臀部无疱疹；而手足口病口腔内病变主要分布在口唇内侧、颊黏膜及牙龈上，手、足及臀部可见疹子和疱疹。

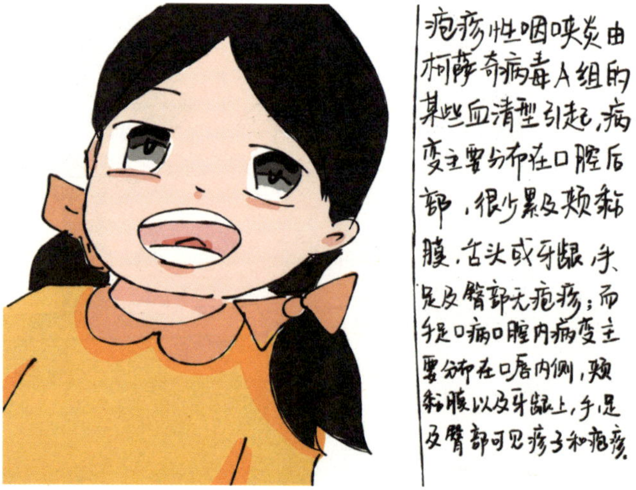

第49问

手足口病与口蹄疫如何鉴别？

口蹄疫是由口蹄疫病毒引起的人畜共患疾病，由家畜传染给人，只有先出现兽疫，才有可能使人患病，其口腔黏膜疹易融合成较大溃疡，手背、手指间、脚趾间会出现疱疹，易破溃，有痒感。手足口病是由肠道病毒感染所致，传染源是患者和肠道病毒携带者，属于人类疾病，其疱疹呈圆形或椭圆形扁平凸起，周围有炎性红晕，疱内有少量混浊液体，多无疼痛或痒感。

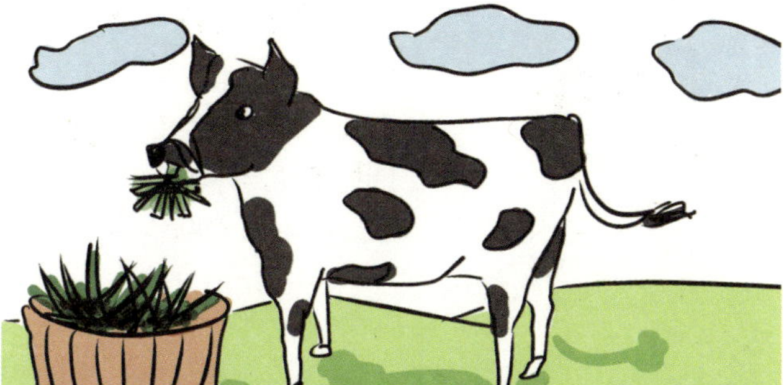

口蹄疫是由口蹄疫病毒引起的人畜共患疾病，由家畜传染给人。

第 50 问

手足口病与水痘如何鉴别？

水痘是水痘带状疱疹病毒引起的急性传染病，冬春季为发病高峰。水痘皮疹主要分布在躯干和头部，四肢较少，手、脚及口腔黏膜上更少，呈向心性分布；通常在患儿的身体上可同时见到斑疹、丘疹、疱疹和痂疹，皮疹痒，疱疹皮薄易破。手足口病皮疹主要分布在手、脚及口腔黏膜上。

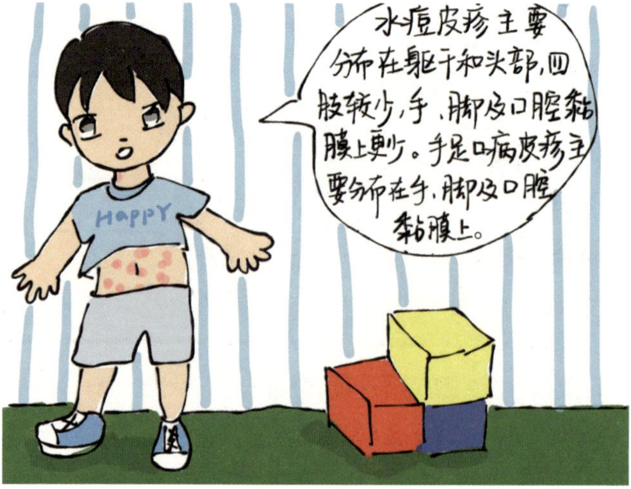

第 51 问

手足口病与疱疹样皮炎如何鉴别？

疱疹性皮炎常见于成人及 5 岁以上儿童，主要症状为皮损和瘙痒，皮损多为对称分布，皮疹形态多样，以水疱为主，皮肤伸侧表面多见，黏膜损害较少，在皮损出现前有明显的疼痛感。手足口病好发于 5 岁以下婴幼儿，皮疹无痒感，常伴有发热，急性起病，常累及黏膜。

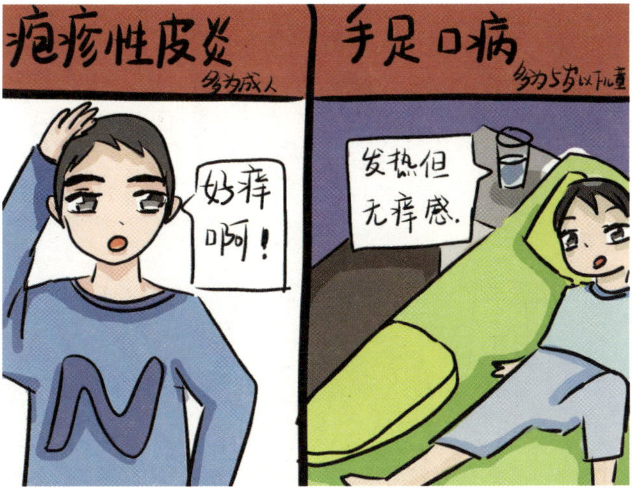

手足口病与丘疹性荨麻疹如何鉴别？

丘疹性荨麻疹是一种迟发型变态反应疾病，春秋季发生较多，痒感剧烈，夜间明显，以四肢伸面，尤以下肢为多见，无发热，不累及黏膜，皮疹经 1~2 周消退，留下暂时性色素沉着。手足口病皮疹不痒，以口腔、手、足皮疹多见，常伴有发热，常累及黏膜。

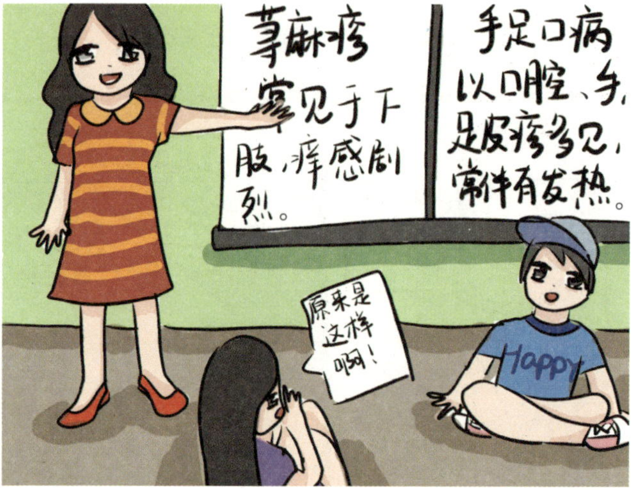

第 53 问

手足口病与脓疱疮如何鉴别？

脓疱疮是由金黄色葡萄球菌或溶血性链球菌引起的，皮疹为脓疱疮，疱壁薄易破，伴瘙痒，好发于颜面部、颈、四肢等暴露部位，血白细胞总数及中性粒细胞增高。手足口病为肠道病毒感染引起，皮疹疱壁厚，不易破溃，不痒，好发于口腔、手、足，血白细胞一般正常。

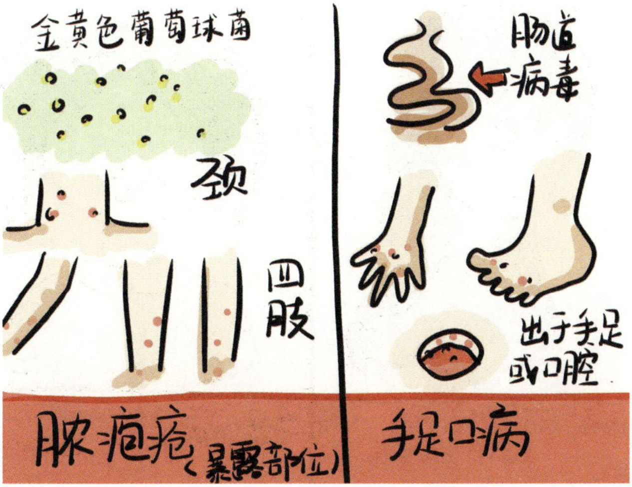

第 54 问

手足口病与麻疹如何鉴别？

麻疹是由麻疹病毒引起的，麻疹皮疹先出于耳后、颈部，以后向下发展到躯干、四肢。口腔有颊黏膜斑，皮疹开始为稀疏不规则的红色斑丘疹，疹间皮肤正常，后期严重者皮疹常融合，皮肤和面部水肿。皮疹按出疹顺序消退，疹退后留有糠麸状脱屑及棕色色素沉着，7~10 天痊愈。手足口病皮疹以口腔、手、足皮疹多见，皮疹不痛、不痒、不结痂、不留瘢痕。

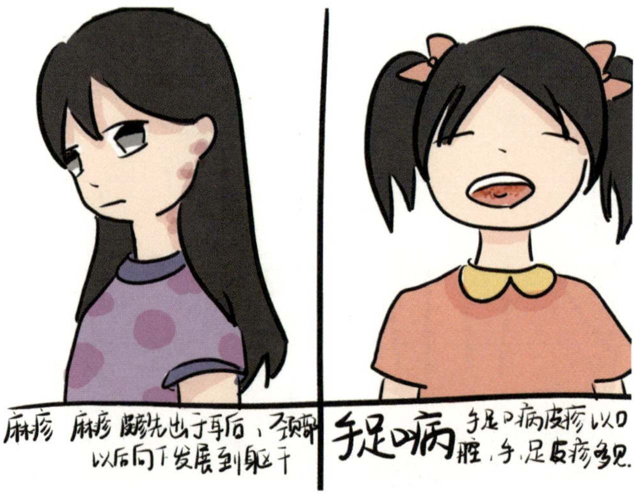

第 55 问

手足口病与幼儿急疹如何鉴别?

幼儿急疹又称婴儿玫瑰疹，是由人类疱疹病毒 6、7 型感染引起的，临床表现为高热 3~4 天后骤然退热并出现皮疹，首先发于躯干，然后迅速波及颈、上肢、脸和下肢，皮疹持续 24~48 小时后很快消退，无色素沉着，也不脱皮。

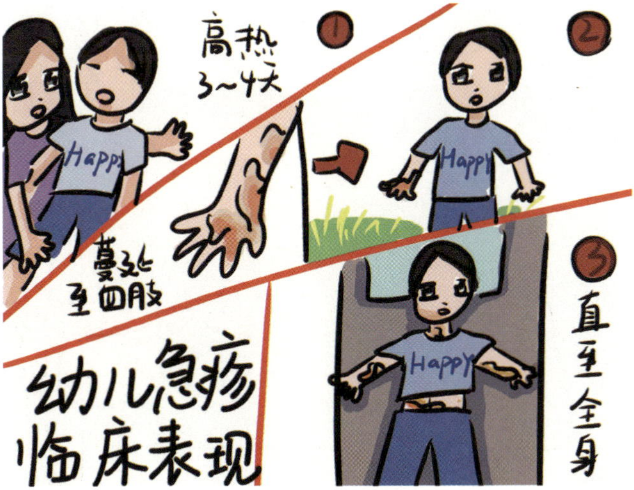

第56问
手足口病与湿疹如何鉴别?

湿疹是由多种内外因素引起的瘙痒剧烈的一种皮肤炎症反应，以红斑、丘疹、丘疱疹为主，皮疹中央明显，逐渐向周围散开，边界不清，呈弥漫性，有渗出倾向，病程不规则，呈反复发作，瘙痒剧烈。手足口病的皮肤疱疹呈圆形或椭圆形扁平凸起，如绿豆或黄豆大小，周围有炎性红晕，疱内有少量混浊液体，多无疼痛或痒感。

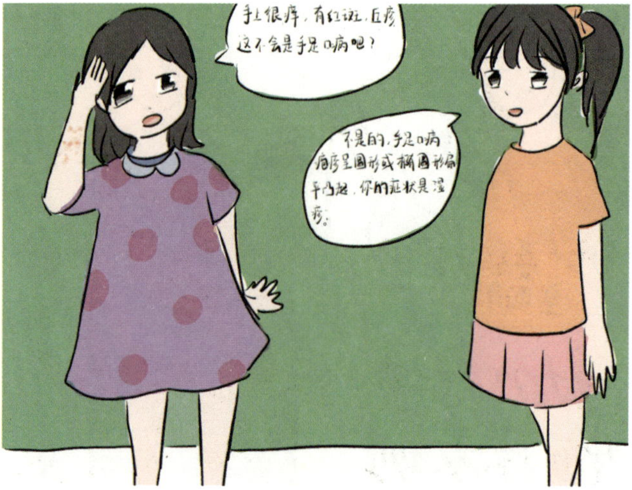
手上很痒，有红斑，丘疹
这不会是手足口病吧？
不是的，手足口病
疱疹呈圆形或椭圆形扁
平凸起，你的症状是湿
疹。

第 57 问

手足口病患儿出院后需要随访吗？

手足口病患儿出院后因为在个人卫生及饮食习惯、消毒隔离等方面需要医生健康指导，应追踪随访 1~2 周。重症手足口病患儿合并神经系统并发症、留下后遗症者，需要长期随访，指导康复治疗。

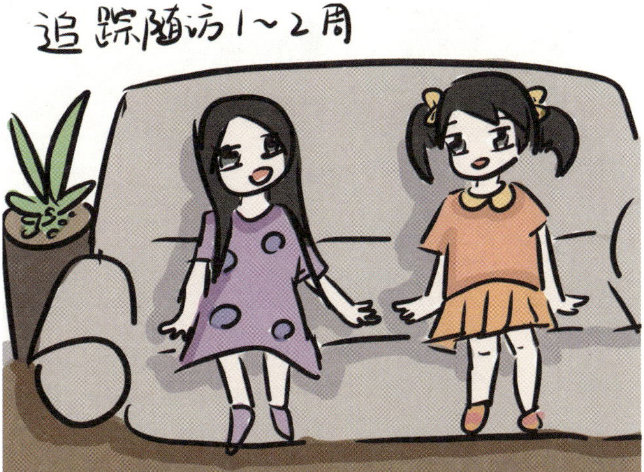

第58问

手足口病患儿出院后的健康指导有哪些？

1. 养成良好的个人卫生习惯和饮食习惯，饭前、便后要洗手。

2. 适当休息，晒太阳，多运动，增强自身免疫力。

3. 接触儿童前、替幼童换好尿布后均要洗手。

4. 婴幼儿使用的奶瓶、奶嘴，使用前后应充分清洗。

5. 尽量少带孩子去拥挤的公共场所，出院后半个月内尽量避免与其他儿童接触，减少交叉感染的机会。

6. 注意保持家庭环境卫生，居室要经常通风，勤晒衣被。

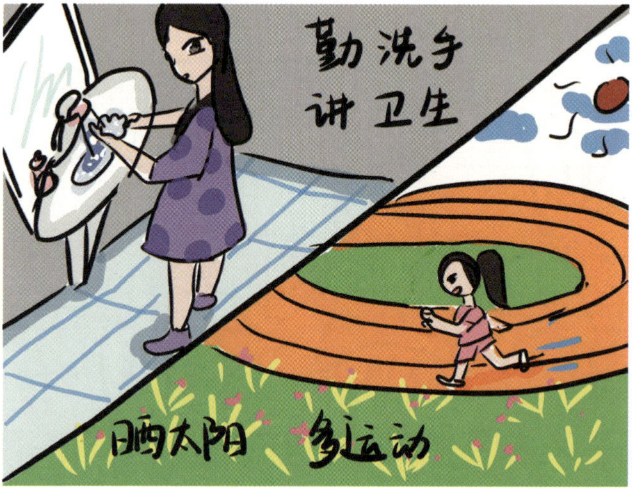

第 59 问

为什么有的手足口病患儿需要长期康复治疗?

少数重症手足口病患儿合并有中枢神经系统损害，可能会留下不同程度的后遗症，如肌无力、肌萎缩等，主要表现为一侧或双侧上肢或下肢瘫痪，宜早期采取综合康复治疗，实施早期干预，能有效减轻功能障碍。康复治疗的内容和目标制定应根据患儿年龄、智能发育水平、病情和功能障碍情况而设计。

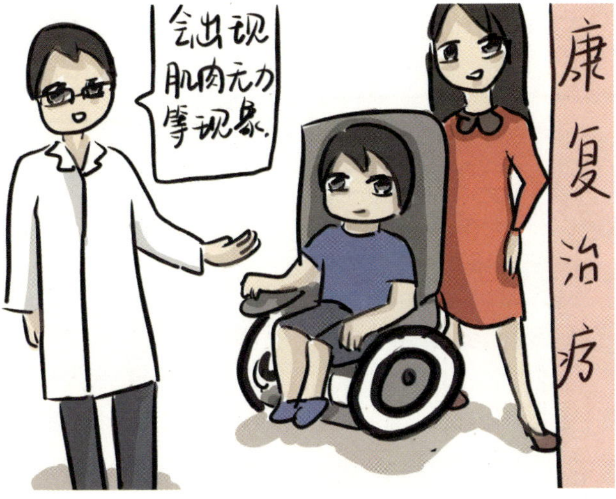

第60问

手足口病患儿居家隔离应注意什么？

手足口病轻症患儿应居家隔离治疗、休息，以减少交叉感染。隔离期一般为 2 周。居家隔离治疗期间，不要接触其他儿童；父母要及时对患儿的衣物进行晾晒或消毒，对患儿粪便及时进行消毒处理；患儿所用奶瓶、奶嘴使用前后应充分清洗；看护人接触患儿前、替患儿更换尿布、处理粪便后均要洗手；居室要经常通风，勤晒衣被。

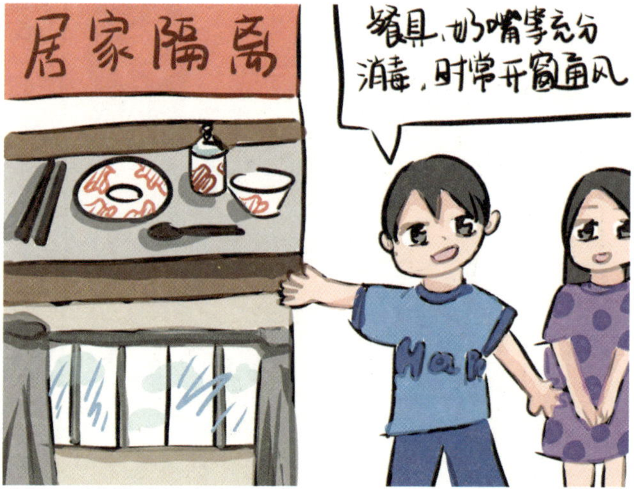

第61问

成年人会患手足口病吗？

人群对引起手足口病的肠道病毒普遍易感，成年人也会患手足口病，但以隐性感染为主。一般成年人机体免疫系统功能完善，在感染后的数天内，早于发病前就形成中和抗体，此抗体在终止机体感染中起关键作用。

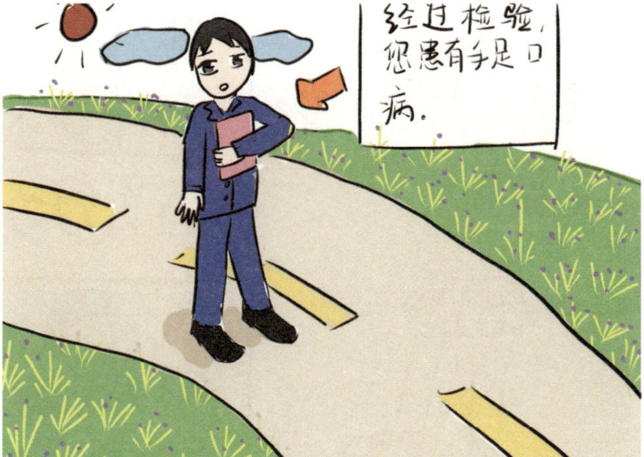

第62问

患手足口病后个人卫生怎么做?

1. 看护患儿人员要勤洗手。

2. 儿童在公共场所活动后及饭前便后要给儿童洗手。

3. 不要让儿童喝生水、吃生冷食物，避免接触患病儿童。

4. 教育幼儿不要随意用手揉擦眼睛、挖鼻孔和吸吮手指。

5. 打喷嚏或咳嗽时应用纸巾遮盖口鼻。

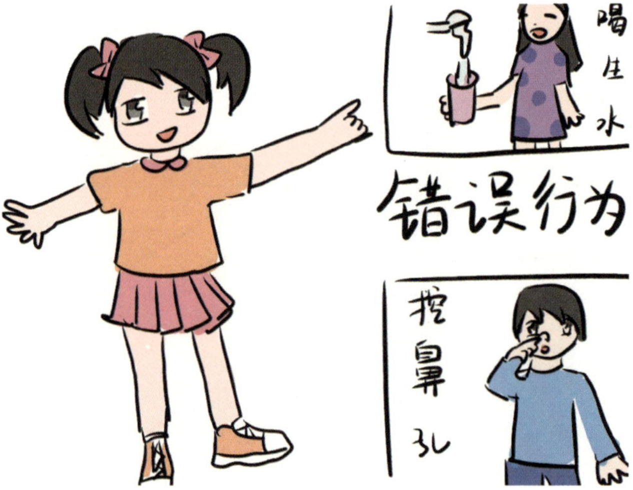

第63问

患手足口病后皮肤如何护理？

要保持患儿的皮肤清洁，衣服、被褥应舒适、柔软，经常更换。剪短患儿指甲，防止抓破皮疹；脚上疱疹较多的患儿应穿软底鞋，减少走动。臀部有皮疹的患儿，应随时清理患儿的大小便，保持臀部清洁干燥，不宜用尿不湿；患儿洗澡时动作轻柔，避免反复擦洗疱疹部位皮肤，以免疱疹破溃引起感染。

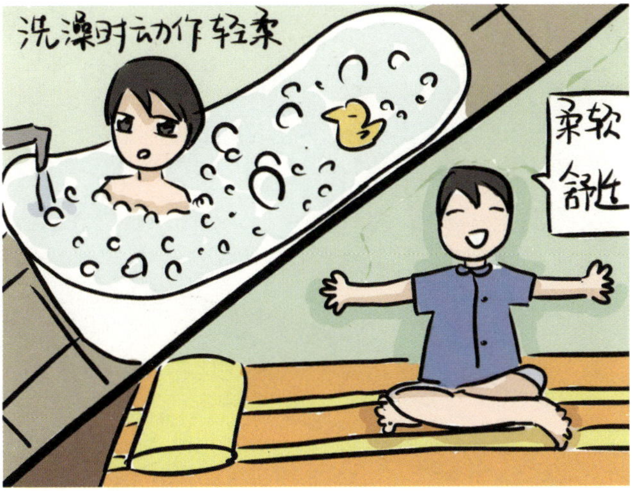

第64问

患手足口病后家长心理护理怎样做?

宝宝患手足口病后家长伴随着各种担心和焦虑，担心宝宝的预后和转归。在这里我们要告知家长，手足口病可防、可控、可治。有重症手足口病表现后及时到医院就诊，家长与医生进行有效交流和沟通后，可消除思想顾虑，减轻心理负担，稳定情绪。

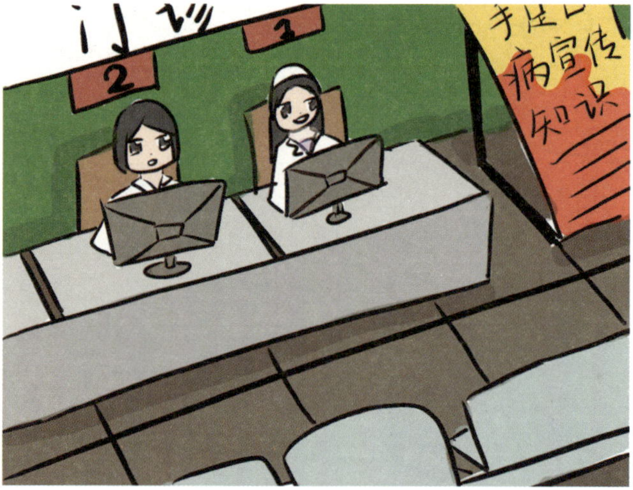

第65问

患手足口病后饮食护理怎样做？

手足口病患儿因口腔疼痛及胃肠功能受影响，所以家长应避免喂食粗糙、难消化、刺激性大的食物，需要准备清淡、易消化、温度适宜的流质食物，少食多餐，逐渐过渡至正常饮食；需注意的是，饮食要有规律，定时、定量，不可过饥、过饱。

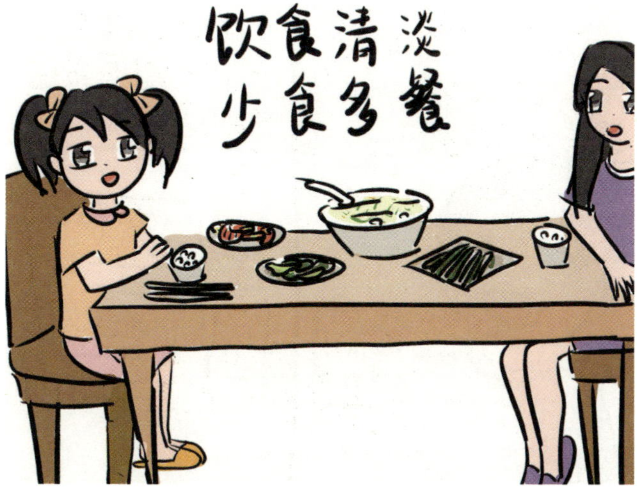

第66问

患手足口病后口腔护理怎样做？

患儿口腔内的疱疹多分布在舌、颊黏膜、硬腭等部位，破溃后形成溃疡导致疼痛，因此应加强口腔护理。口腔疱疹较多、疼痛明显且年龄较大的患儿可用 0.9% 生理盐水或 0.3% 过氧化氢溶液漱口，不会漱口者可以用棉签蘸 0.3% 过氧化氢溶液擦拭口腔，也可给予口腔相关喷剂，促进创口愈合，为保证药物的充分吸收，每次喷药 20~30 分钟后方可进水。

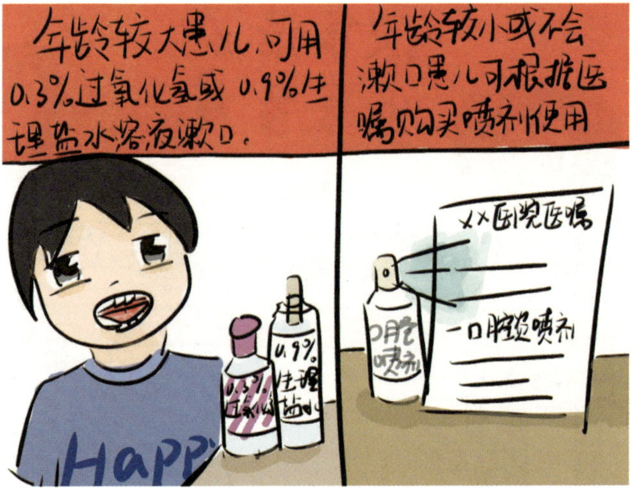
年龄较大患儿，可用0.3%过氧化氢或0.9%生理盐水溶液漱口。
年龄较小或不会漱口患儿可根据医嘱购买喷剂使用
××医院医嘱
口腔喷剂
0.9%生理盐水
口腔喷剂

第 67 问

宝宝患手足口病后，家里孕妇应注意什么？

孕妇感染柯萨奇病毒虽然少见，但有报道孕早期感染可导致胎儿畸形，孕晚期感染可导致死胎。虽然感染的概率低，但也有感染的可能，因此如果家里有宝宝患手足口病后，孕妇应尽量避免接触宝宝，如果有接触到宝宝或宝宝物品后，需要立刻洗手，或进行消毒，认真处理被感染的物品；注意饮食卫生，避免病菌进入身体；加强身体锻炼，增强免疫力；多吃有营养的东西，提高身体素质和机能。

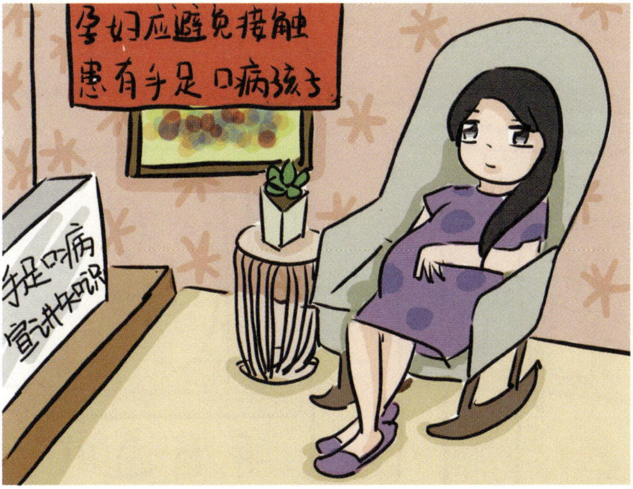
孕妇应避免接触
患有手足口病孩子
手足口病
宣讲知识

第68问

母乳喂养的宝宝患手足口病后，需要停母乳吗？

宝宝患手足口病时可以进行母乳喂养，特别是纯母乳喂养的孩子，因为母乳中含有很多免疫活性物质，有利于宝宝疾病恢复。但是母亲与患儿密切接触时，需要注意个人卫生，并且避免接触患儿的疱疹液，喂奶前后清洗乳房。要保持室内空气流通，设置合适的温度和湿度，避免孩子受凉，防止出现胃肠及呼吸道的不适。

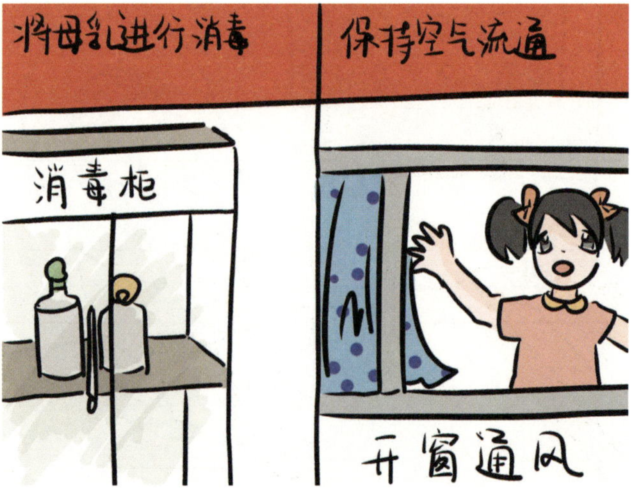
将母乳进行消毒
消毒柜
保持空气流通
开窗通风

第 69 问

宝宝患手足口病后，家里其他宝宝应注意什么？

手足口病是小儿急性传染病，一般 5 岁以下儿童多见，如果家里有 2 个及以上的宝宝，建议单独隔离，手足口病宝宝用过的马桶、食具、饮具、玩具用含氯消毒液擦拭或浸泡 15 分钟后用清水擦拭或冲洗干净。衣服及被单暴晒消毒。

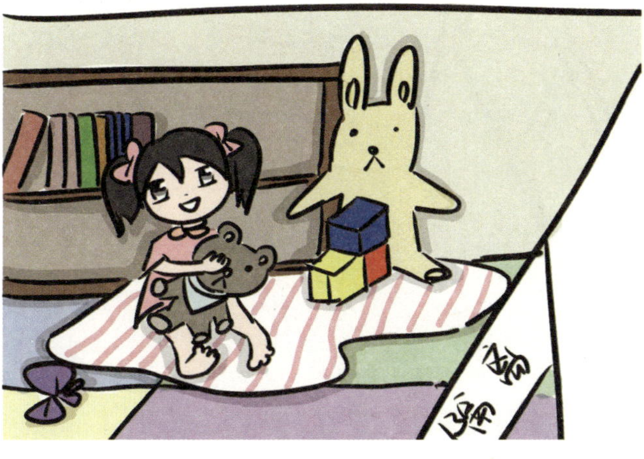

第70问

患手足口病时居室空气卫生清洁怎么做?

防控手足口病工作中，以病原体可能污染的范围为依据确定消毒范围和对象，一般不必对室外环境开展大面积消毒，防止过度消毒现象的发生。室内空气以开窗通风、保持流通为主，必要时可用紫外线进行消毒，无须采用喷洒消毒剂的方法对室内空气进行消毒。

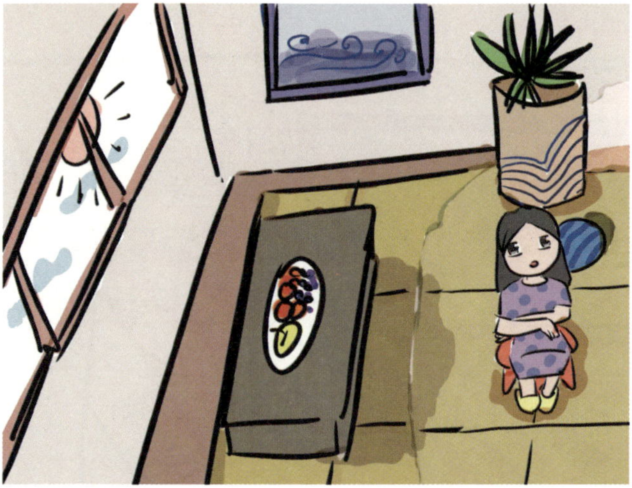

第 71 问

正确的洗手方法您知道吗？

推荐采用世界卫生组织推荐的七步洗手法。在流动水下，使双手充分淋湿，取适量皂液，均匀涂抹至整个手掌、手背、手指和指缝，认真揉搓双手至少 15 秒，具体搓揉步骤为：

1. 掌心相对揉搓。

2. 手指交叉，掌心对手背揉搓，交换进行。

3. 手指交叉，掌心相对揉搓。

4. 弯曲手指关节在掌心揉搓，交换进行。

5. 拇指在掌中揉搓，交换进行。

6. 指尖在掌心中揉搓，交换进行。

7. 螺旋式揉搓手腕，交换进行。

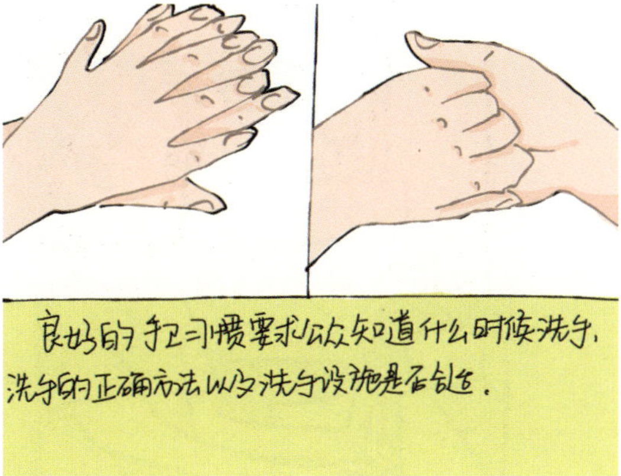

第72问

为什么要用流动水洗手？

用流动水洗手可以达到一个很好的手清洁的效果，不仅可以通过消毒剂的揉搓，去除掉手部的油脂和细菌、灰尘，而且可以通过流动水的冲刷作用，把杀死的细菌及洗掉的灰尘彻底带走，所以说流动水洗手是一个非常好的手卫生的方法，也是更容易被大家接受的一个手卫生的方法。

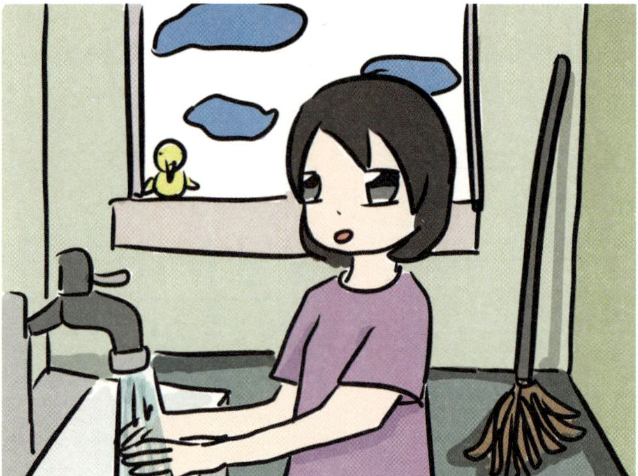

第 73 问

手足口病暴发和聚集性发病的定义是什么?

手足口病暴发：同一学校或幼托机构等集体单位短期内出现多例手足口病患儿。

手足口病聚集性发病：由于感染肠道病毒后，大约 15%~80% 的人不发病或仅出现类似轻症感冒的表现，因此，若同一学校或幼托机构在一周内同一班级出现 2 例及以上手足口病患儿，就应考虑聚集性发病。

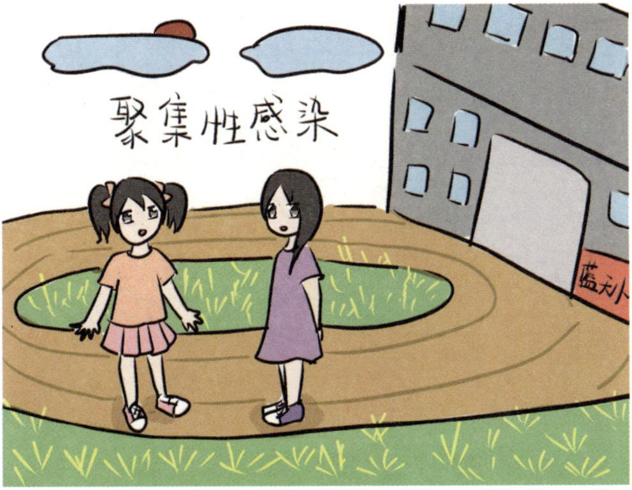

第74问

患手足口病后家长有哪些权利?

在手足口病管理中，患儿及其家长具有的权利包括：

1. 疫情知情权。

2. 疫情举报和报告权。

3. 个人隐私权。

4. 可通过申请行政复议或提起诉讼维护自身的权益。

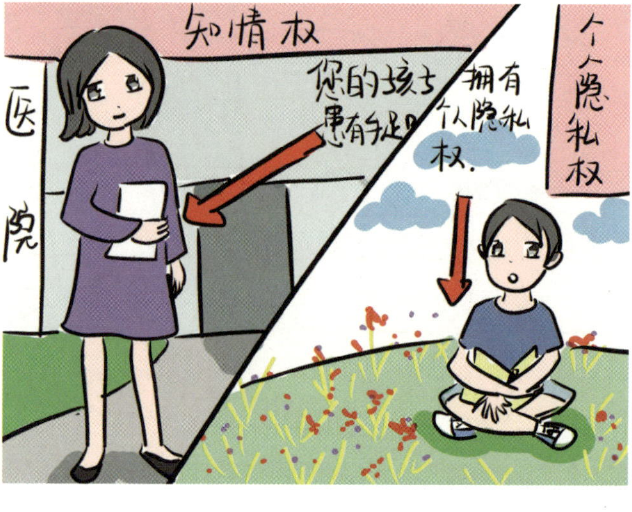
知情权
医院
您的孩子
患有手足口
拥有
个人隐私
权.
个人隐私权

第 75 问

患手足口病后家长有哪些责任和义务？

在手足口病管理中，患儿及其家长具有的责任和义务包括：

1. 疫情报告的责任和义务。

2. 接受对有关传染病的调查、检验、采集样本、隔离治疗等预防、控制措施的责任和义务。

3. 如实提供有关情况的责任和义务。

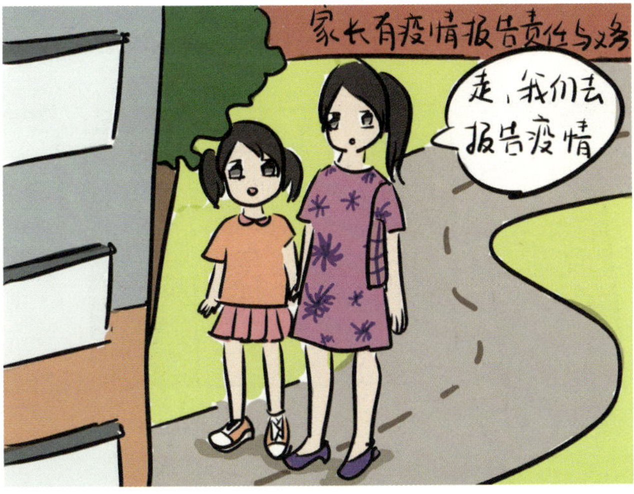
家长有疫情报告责任与义务
走，我们去报告疫情

第 76 问

为什么要在社区进行手足口病相关知识的宣教？

手足口病可防可控，在社区加强对家长及儿童手足口病相关知识的介绍和宣传，指导家长及儿童注意个人及环境卫生，做到饭前、便后洗手，流行期间尽量避免儿童到人群拥挤的场所，防止交叉感染；同时加强儿童营养的补充和改善休息及睡眠，提高机体抵抗力，从而达到预防疾病的目的。

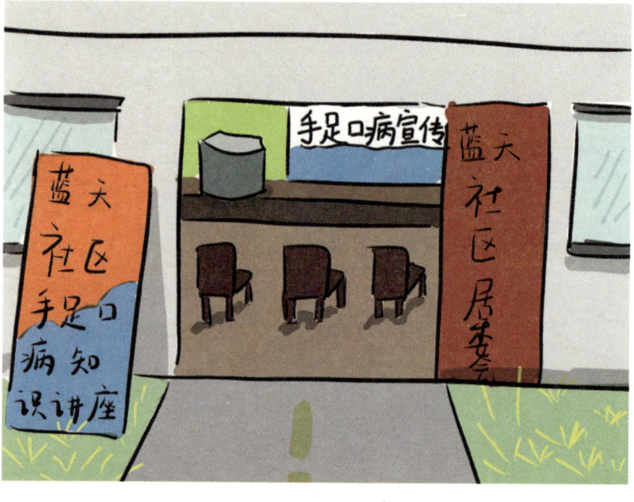

第 77 问

为什么要在幼托机构及学校进行手足口病相关知识的宣教?

手足口病传播力强，幼托机构及学校儿童之间接触频繁，很容易在儿童间快速传播，因此早期发现手足口病患儿，及时采取消毒隔离措施，并妥善救治病例，是预防疾病传播的重要方式。

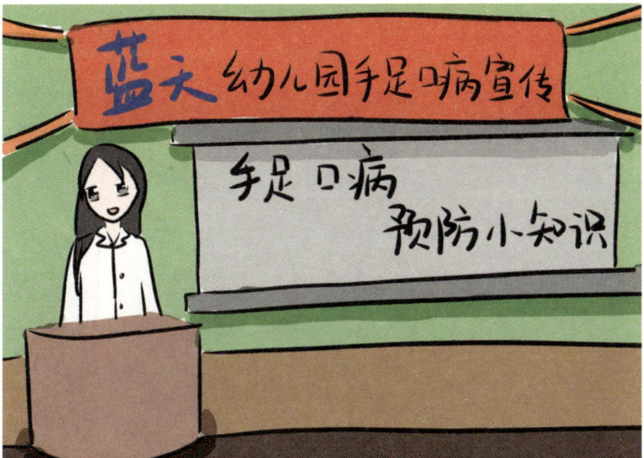

第78问

对幼托机构及学校如何进行手足口病防控？

幼托机构及学校防控手足口病防控措施如下：

1. 每日进行晨检。

2. 教育、指导儿童养成勤剪指甲、正确洗手等良好的卫生习惯。

3. 教室和宿舍等场所要保持良好的通风，定期对玩具、儿童个人卫生用品、餐具等物品进行清洗消毒。

4. 定期对门把手、桌面等物体表面进行擦拭消毒。

5. 每日对厕所进行清扫、消毒。

6. 注意儿童营养、休息，防止因过度疲劳而降低机体抵抗力。

7. 教育家长尽量避免带孩子到人多拥挤的公共场所。

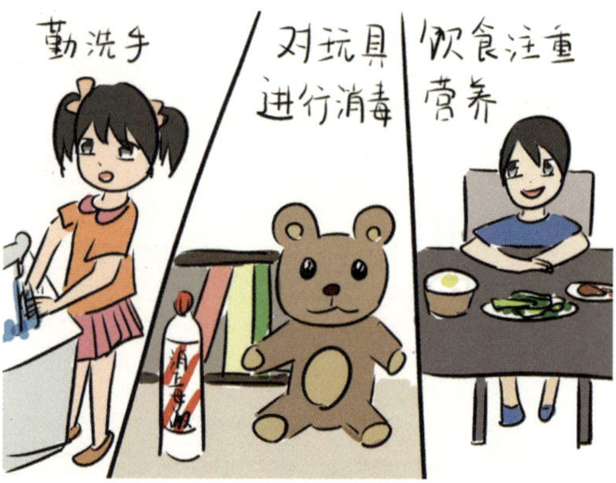

第79问

对社区如何进行手足口病防控？

社区进行手足口病防控包括：

1. 开展健康教育和健康促进活动，普及手足口病防治知识。

2. 在手足口病暴发流行期间，对5岁以下儿童开展健康排查摸底。

3. 由社区责任医生负责对辖区内手足口病居家治疗患儿和医学观察者进行随访管理，指导患儿家庭做好居家卫生和消毒防护工作。

4. 指导辖区内小学和幼托机构开展晨检、巡查、因病缺课登记报告、消毒和健康教育等工作。

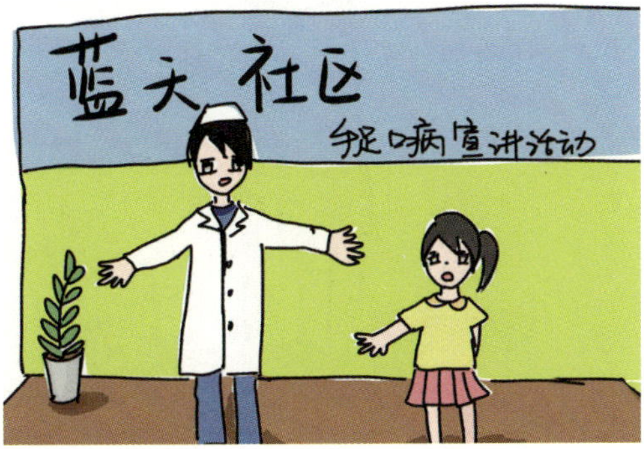

5. 组织开展爱国卫生运动，切实加强食品、饮用水和公共场所卫生监管。

第 80 问

手足口病消毒原则是什么？

消毒是防控手足口病发生的一项十分重要的工作，无论是专业人员还是普通家庭成员，都要对个人和环境进行定期消毒。需注意的是：

1. 不要用大规模喷洒对环境进行消毒。

2. 只需要对经常接触的物体表面如门把手、课桌椅、餐桌、婴儿床栏杆、玩具、游乐设施、书本等进行重点性消毒；被褥、床单等物品可阳光暴晒，进行紫外线消毒。

3. 正确洗手。

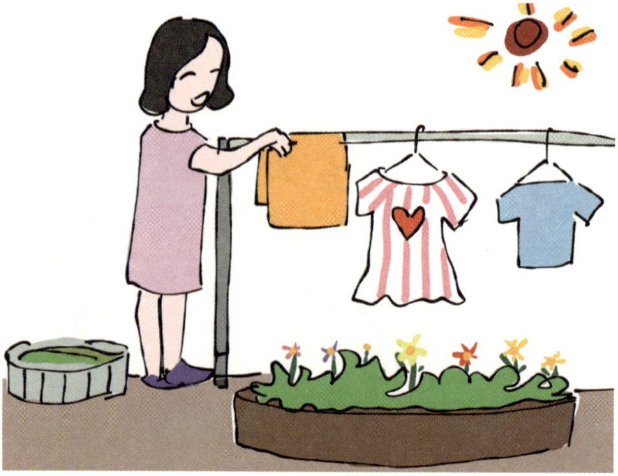

第 81 问

手足口病防控时所选用的消毒剂应注意什么？

由于引起手足口病的肠道病毒为无包膜的亲水病毒，常规使用 75% 酒精和 5% 来苏尔不能将其灭活；对乙醚、去氯胆酸盐等也不敏感；应选择中效或高效消毒剂如含氯消毒剂、碘伏、过氧乙酸、过氧化氢、二氧化氯、戊二醛和甲醛等进行消毒。

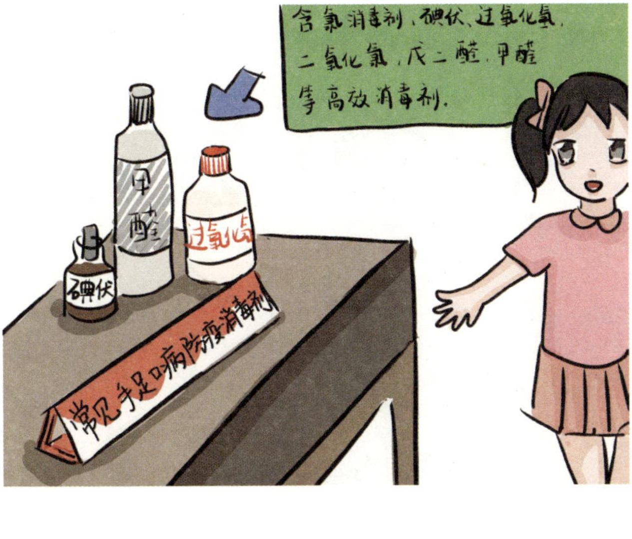

第 82 问
手足口病防控时怎样消毒物体表面？

家庭中桌、椅、花瓶等各种物体表面的卫生清洁，一般采取清水擦拭方法，保持无尘为度，清水抹布擦拭每日 1~2 次。在有可能被污染的情况下才用消毒液进行擦拭，一般选择 500 毫克 / 升含氯消毒液进行擦拭消毒，作用 30 分钟后用清水擦净，避免腐蚀物品表面。

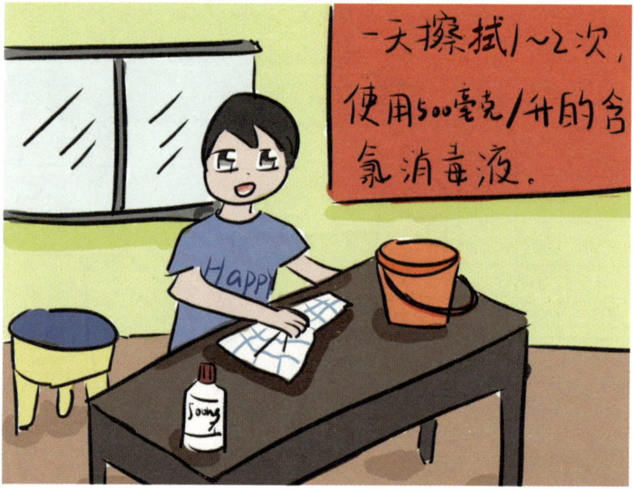
一天擦拭1~2次，使用500毫克/升的含氯消毒液。
Happy

第 83 问

手足口病防控时怎样消毒生活用品？

患儿用过的玩具定期清洗，也可用含有效氯 500 毫克 / 升的消毒液擦拭、浸泡 30 分钟，然后用清水冲净，以免消毒液腐蚀玩具。患儿用的奶瓶、奶嘴应充分清洗并煮沸消毒 20 分钟后使用，食具每天煮沸消毒 20 分钟或用消毒碗柜消毒；注意存放场所的清洁卫生，防止污染。被褥衣物做到勤晾晒，每次应在阳光下暴晒 4 小时以上。

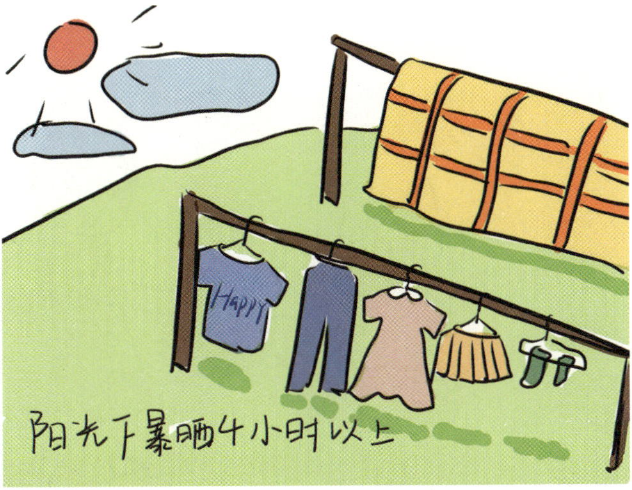

第84问

手足口病防控时消毒方法有哪些？

手足口病防控常用的消毒方法有：

1. 煮沸消毒法。

2. 流通蒸汽消毒法。

3. 消毒碗柜消毒法。

4. 消毒液浸泡消毒法。

5. 消毒液擦拭、喷洒消毒法。

6. 消毒液喷雾或熏蒸消毒法。

7. 紫外线消毒法。

8. 臭氧消毒法。

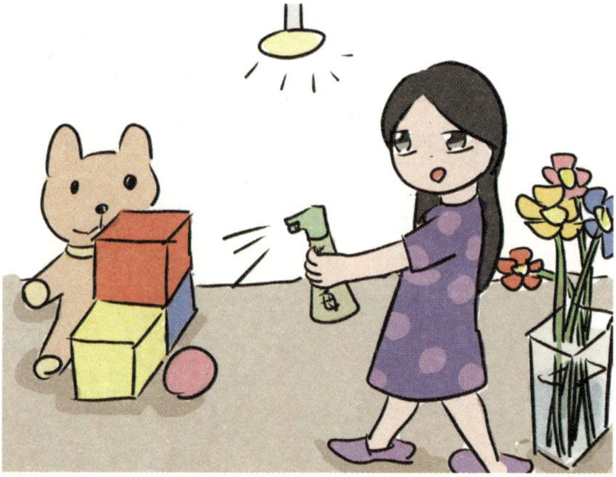

第 85 问

手足口病防控时消毒液的配制方法有哪些?

1. 根据产品有效氯含量，稀释成所需浓度。使用前按产品使用说明书要求，配制成所需浓度，配置后用试纸法检测浓度是否达到要求。

2. 市场上销售的次氯酸钠消毒液，一般含有效氯在 5% 左右，1000 毫升水加入 20 毫升消毒液即可配成 1000 毫克 / 升的消毒液。

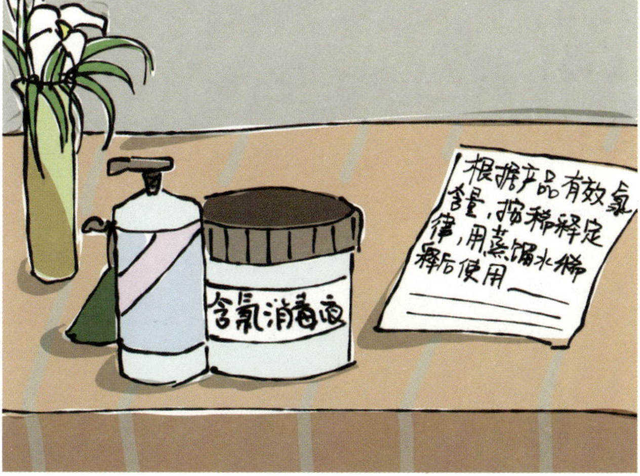
含氯消毒液
根据产品有效氯
含量，按稀释定
律，用蒸馏水稀
释后使用

第86问

手足口病防控时怎样处理排泄物？

手足口病患儿使用的坐便器每次使用后应及时冲洗干净，必要时用含有效氯 500 毫克 / 升的消毒液浸泡 60 分钟。接触患儿的分泌物或排泄物时要戴口罩和手套，处理完毕应及时清洁双手。

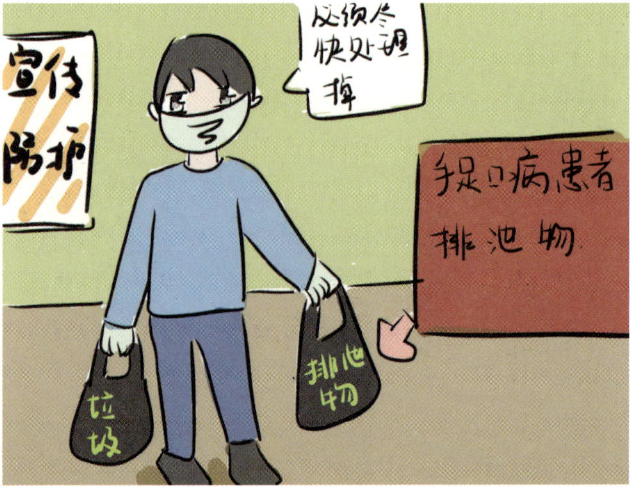

第 87 问

手足口病防控时怎样进行地面消毒清洁?

手足口病防控时地面清洁一般用清水或加洗涤剂的水湿拖，每日 1 次即可，对于在局部地面被呕吐物或分泌物污染的情况下，才考虑用消毒液拖擦。地面消毒可用 500 毫克 / 升含氯消毒液由外向内喷洒 1 次，喷药量以地面湿润为宜。

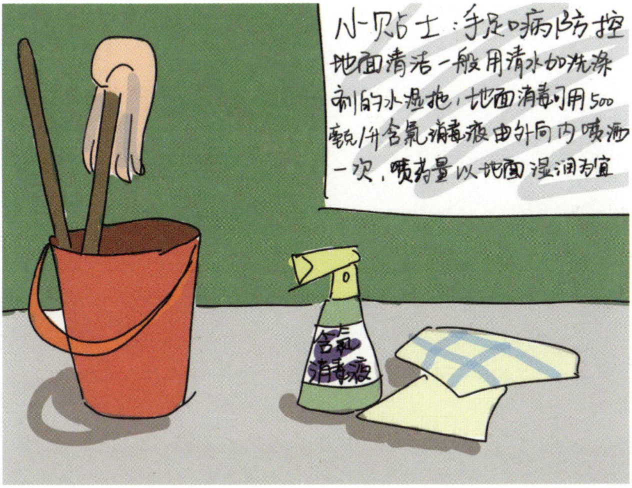

第88问

对手足口病密切接触者如何进行防控？

手足口病在暴发流行时，任何年龄段的人群都可能受到威胁，因此对手足口病的密切接触者要严加管理，采取相应的约束措施，对于儿童密切接触者建议暂停去幼儿园和学校，接受医学观察1周，保证医学观察措施落实到位，并及时通知校方，提醒校方做好病毒防御工作，以防止疫情扩散。

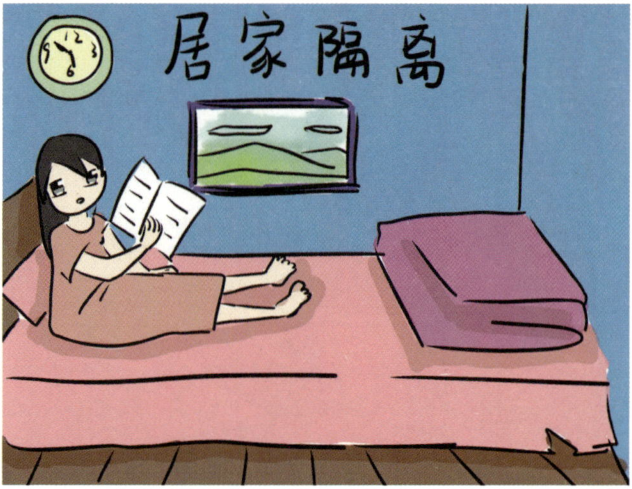

第 89 问

需要注射丙种球蛋白预防手足口病吗？

不需要注射丙种球蛋白预防手足口病。免疫球蛋白是人体受抗原刺激后产生的一种蛋白质，主要功能是与抗原起免疫反应，从而阻断抗原对人体的危害，通常用于低免疫或无免疫患儿达到暂时免疫保护的作用，对预防手足口病作用不大。

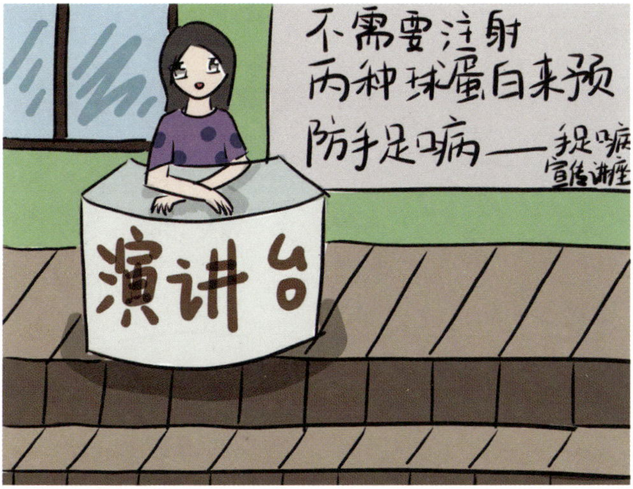

第 90 问

国家为什么要研发 EV71 疫苗？

我国出现的重症手足口病多是 EV71 引发的，患儿可出现中枢神经系统、呼吸系统和循环系统的严重并发症而导致死亡，其隐性感染比例大，传播途径复杂，传染性强，可在短时间内造成较大范围内的流行，因此国家研发了针对 EV71 感染的疫苗。

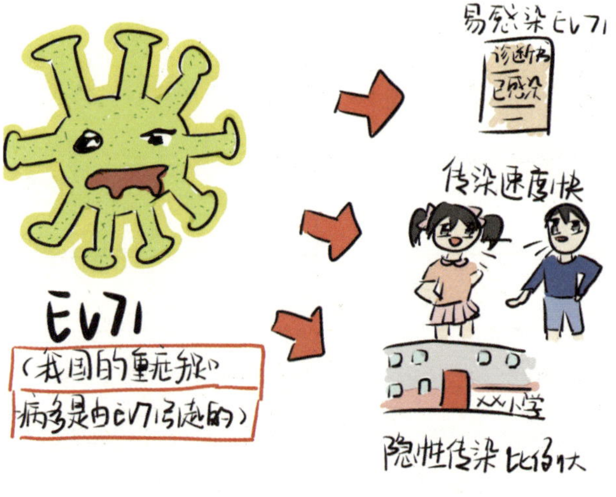

易感染 EV71
诊断书
已感染
传染速度快
EV71
（我国的重症手足口病多是由 EV71 引起的）
XX小学
隐性传染比例大

第 91 问

EV71 灭活疫苗你了解吗？

EV71 灭活疫苗用于防控 EV71 病毒感染引起的手足口病及相关疾病的流行。我国 EV71 疫苗属于全病毒灭活疫苗，于 2016 年正式上市，该疫苗用于预防 EV71 病毒感染所致的手足口病，是目前唯一可用于预防 EV71 型感染的手足口病疫苗。

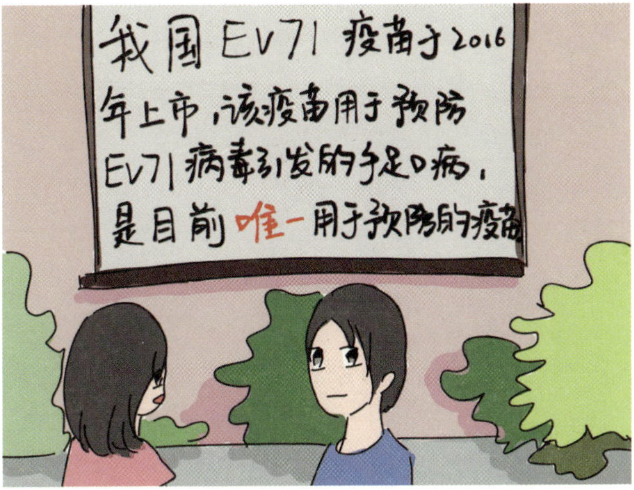

第92问

去哪里可以接种 EV71 灭活疫苗？

有接种 EV71 灭活疫苗意愿的接种对象，应到卫生行政部门批准的具有疫苗接种资质的预防接种单位接种 EV71 灭活疫苗，如医院的计划免疫科、社区及乡镇卫生院的预防接种门诊等。

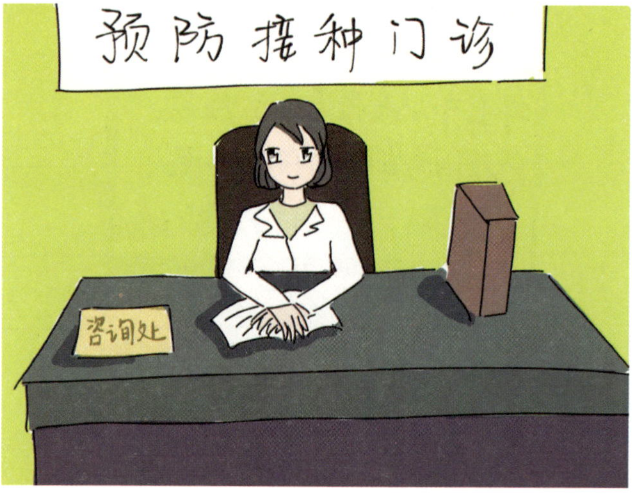

第 93 问

EV71 灭活疫苗接种程序、接种剂量是什么？

EV71 灭活疫苗接种程序为 2 剂次，间隔 1 个月。接种剂量和途径是每次接种剂量为 0.5 毫升，在上臂三角肌肌内注射。

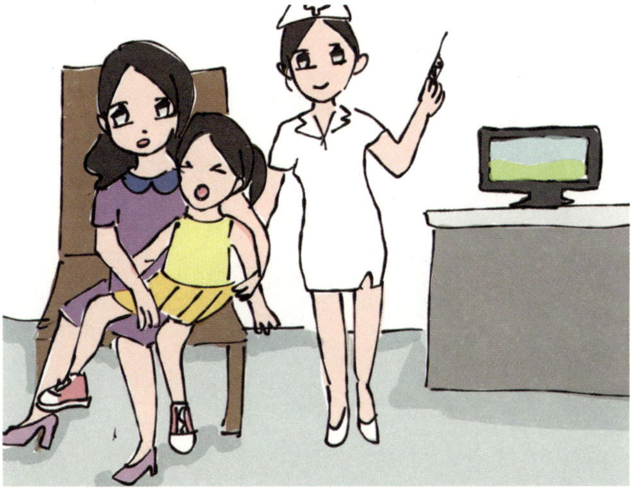

第 94 问

接种 EV71 灭活疫苗后还会患手足口病吗?

EV71 灭活疫苗可刺激机体产生针对 EV71 病毒的免疫力，用于预防 EV71 感染所致的手足口病，但不能预防其他肠道病毒感染所致的手足口病。

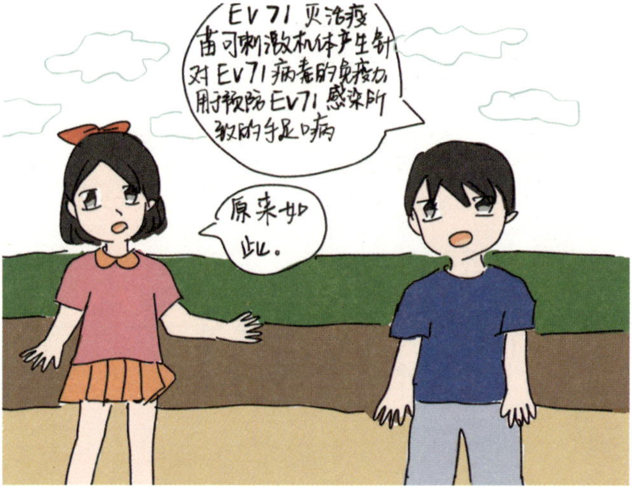

第 95 问

可以通过接种疫苗预防手足口病吗？

手足口病是由多病原引起的症候群，但重症手足口病和相关死亡的病例主要由于 EV71 感染所致。国家研制的 EV71 灭活疫苗只对 EV71 感染引起的手足口病具有保护作用，不能预防 CVA16 或其他型别肠道病毒引起的手足口病。

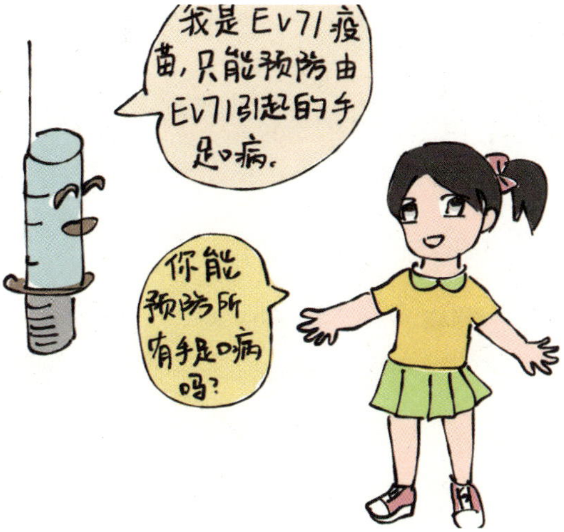
我是EV71疫苗，只能预防由EV71引起的手足口病。
你能预防所有手足口病吗？

第96问

接种 EV71 灭活疫苗有什么不良反应吗？

接种 EV71 灭活疫苗具有良好的安全性。接种疫苗后可能的局部反应主要表现为接种部位红、硬结、疼痛、肿胀、瘙痒等，以轻度为主，持续时间不超过 3 天，可自行缓解。全身反应主要表现为发热、腹泻、食欲减退、恶心、呕吐、易激惹等，呈一过性。

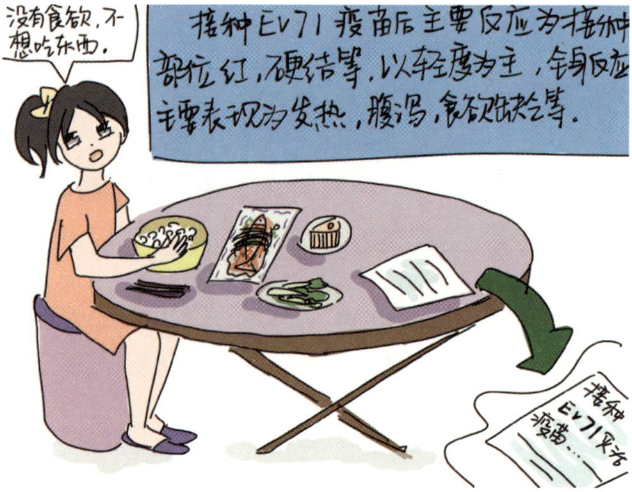

第 97 问

接种 EV71 灭活疫苗可以 100% 预防手足口病吗?

EV71 灭活疫苗可刺激机体产生针对 EV71 病毒的免疫力，但不能预防其他肠道病毒感染所致的手足口病。同其他疫苗一样，接种后对相应的疾病不能产生 100% 的保护效果，接种 EV71 灭活疫苗也不能产生 100% 的保护效果。

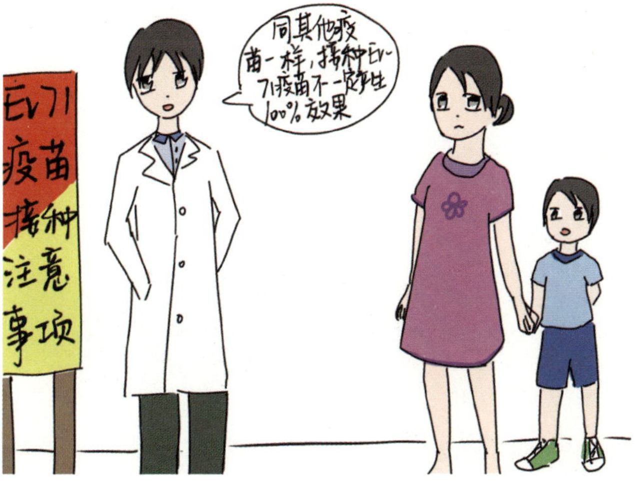

第98问

适宜接种EV71灭活疫苗的年龄是什么？

EV71 灭活疫苗接种对象为≥6月龄易感儿童，越早接种越好；鼓励在 12 月龄前完成接种程序，以便尽早发挥保护作用。对于 5 岁以上儿童，不需要对 EV71 型灭活疫苗进行补种。

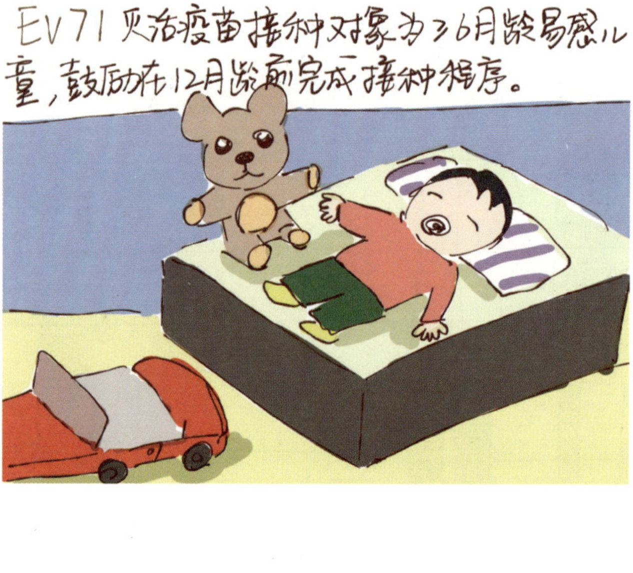